现代著名老中医名著重刊丛书·《第八辑》

風火痰瘀论

章真如 编著

人民卫生出版社

图书在版编目（CIP）数据

风火痰瘀论/章真如编著. —北京：人民卫生出版社，2012. 3

（现代著名老中医名著重刊丛书. 第 8 辑）

ISBN 978-7-117-15467-3

Ⅰ. ①风…　Ⅱ. ①章…　Ⅲ. ①风证-研究②火证-研究③梅核气-研究　Ⅳ. ①R255. 2②R241. 3③④R276. 1

中国版本图书馆 CIP 数据核字(2012)第 009422 号

现代著名老中医名著重刊丛书

第八辑

风火痰瘀论

编　　著：章真如

出版发行：人民卫生出版社（中继线 010-59780011）

地　　址：北京市朝阳区潘家园南里 19 号

邮　　编：100021

E - mail：pmph @ pmph. com

购书热线：010-67605754　010-65264830

010-59787586　010-59787592

印　　刷：三河市尚艺印装有限公司

经　　销：新华书店

开　　本：850×1168　1/32　**印张：**5. 5

字　　数：109 千字

版　　次：2012 年 3 月第 1 版　　2024 年12月第 1 版第11次印刷

标准书号：ISBN 978-7-117-15467-3/R・15468

定　　价：17. 00 元

出版说明

自20世纪60年代开始，我社先后组织出版了一些著名老中医经验整理著作，包括医案、医论、医话等。半个世纪过去了，这批著作对我国现代中医学术的发展发挥了积极的推动作用，整理出版著名老中医经验的重大意义正在日益彰显。这些著名老中医在我国近现代中医发展史上占有重要地位。他们当中的代表如秦伯未、施今墨、蒲辅周等著名医家，既熟通旧学，又勤修新知；既提倡继承传统中医，又不排斥西医诊疗技术的应用，在中医学发展过程中起到了承前启后的作用。他们的著作多成于他们的垂暮之年，有的甚至撰写于病榻之前。无论是亲自撰述，还是口传身授，或是由其弟子整理，都集中反映了他们毕生所学和临床经验之精华。诸位名老中医不吝秘术，广求传播，所秉承的正是力求为民除瘼的一片赤诚之心。诸位先贤治学严谨，厚积薄发，所述医案，辨证明晰，治必效验，具有很强的临床实用性，其中也不乏具有创造性的建树；医话著作则娓娓道来，深入浅出，是学习中医的难得佳作，为不可多得的传世之作。

由于原版书出版的时间已久，今已很难见到，部分著作甚至已成为中医读者的收藏珍品。为促进中医临床和中医学术水平的提高，我社决定将部分具有较大影响力的名医名著编为《现代著名老中医名著重刊丛书》并分辑出版，以飨读者。

第一辑　收录13种名著

《中医临证备要》　《施今墨临床经验集》
《蒲辅周医案》　《蒲辅周医疗经验》
《岳美中论医集》　《岳美中医案集》
《郭士魁临床经验选集——杂病证治》
《钱伯煊妇科医案》　《朱小南妇科经验选》
《赵心波儿科临床经验选编》　《赵锡武医疗经验》
《朱仁康临床经验集——皮肤外科》
《张赞臣临床经验选编》

第二辑　收录14种名著

《中医入门》　《章太炎医论》
《冉雪峰医案》　《菊人医话》
《赵炳南临床经验集》　《刘奉五妇科经验》
《关幼波临床经验选》　《女科证治》
《从病例谈辨证论治》　《读古医书随笔》
《金寿山医论选集》　《刘寿山正骨经验》
《韦文贵眼科临床经验选》　《陆瘦燕针灸论著医案选》

第三辑　收录20种名著

《内经类证》　《金子久专辑》
《清代名医医案精华》　《陈良夫专辑》
《清代名医医话精华》　《杨志一医论医案集》
《中医对几种急性传染病的辨证论治》
《赵绍琴临证400法》　《潘澄濂医论集》
《叶熙春专辑》　《范文甫专辑》
《临诊一得录》　《妇科知要》
《中医儿科临床浅解》　《伤寒挈要》
《金匮要略简释》　《金匮要略浅述》
《温病纵横》　《临证会要》

《针灸临床经验辑要》

第四辑　收录6种名著

《辨证论治研究七讲》　《中医学基本理论通俗讲话》
《黄帝内经素问运气七篇讲解》《温病条辨讲解》
《医学三字经浅说》　《医学承启集》

第五辑　收录19种名著

《现代医案选》　《泊庐医案》
《上海名医医案选粹》　《治验回忆录》
《内科纲要》　《六因条辨》
《马培之外科医案》　《中医外科证治经验》
《金厚如儿科临床经验集》　《小儿诊法要义》
《妇科心得》　《妇科经验良方》
《沈绍九医话》　《著园医话》
《医学特见记》　《验方类编》
《应用验方》　《中国针灸学》
《金针秘传》

第六辑　收录11种名著

《温病浅谈》　《杂病原旨》
《孟河马培之医案论精要》　《东垣学说论文集》
《中医临床常用对药配伍》　《潜厂医话》
《中医膏方经验选》　《医中百误歌浅说》
《中药炮制品古今演变评述》《赵文魁医案选》
《诸病源候论养生方导引法研究》

第七辑　收录15种名著

《伤寒论今释》　《伤寒论类方汇参》
《金匮要略今释》　《杂病论方证捷咏》
《金匮篇解》　《中医实践经验录》
《罗元恺论医集》　《中药的配伍运用》

《中药临床生用与制用》
《针灸歌赋选解》
《清代宫廷医话》
《清宫代茶饮精华》
《常见病验方选编》
《中医验方汇编第一辑》
《新编经验方》

第八辑　收录11种名著

《龚志贤临床经验集》
《读书教学与临症》
《陆银华治伤经验》
《常见眼病针刺疗法》
《经外奇穴纂要》
《风火痰瘀论》
《现代针灸医案选》
《小儿推拿学概要》
《正骨经验汇萃》
《儿科针灸疗法》
《伤寒论针灸配穴选注》

这些名著大多于20世纪60年代前后至90年代初在我社出版，自发行以来一直受到广大读者的欢迎，其中多数品种的发行量达到数十万册，在中医界产生了很大的影响，对提高中医临床诊疗水平和促进中医事业发展起到了极大的推动作用。

为使读者能够原汁原味地阅读名老中医原著，我们在重刊时尽可能保持原书原貌，只对原著中有欠允当之处及疏漏等进行必要的修改。为不影响原书内容的准确性，避免因换算等造成的人为错误，对部分以往的药名、病名、医学术语、计量单位、现已淘汰的临床检测项目与方法等，均未改动，保留了原貌。对于原著中犀角、虎骨等现已禁止使用的药品，本次重刊也未予改动，希冀读者在临证时使用相应的代用品。

人民卫生出版社
2011年10月

序言

风、火、痰、瘀者，四种致病因子也。它们既是病因，又是病机，既是证候，又是辨证论治的依据。可以说明祖国医学理论与实践是紧密相关的，具有一定规律性和原则性，具有一词多义的特点。

历代医学家基于这一理论基础，各自发挥见解。如元代朱丹溪将风、火、痰、瘀四因联系起来论证。论及中风，认为东南之人，多是湿土生痰，痰生热，热生风。论及六郁，认为诸病多生于郁，有气郁、湿郁、痰郁、热郁、血郁（与血瘀同义）、食郁，且制越鞠丸通治诸郁。朱氏精辟地把四因结合起来，指导临床，对于发展医学，启迪后世，其意义是深远的。

笔者诊余之暇，摘录古籍今著，零星论述，一词一法，给以系统归纳，并联系个人体会，把风、火、痰、瘀不同证象，分为风证、火证、痰证、瘀证四章。每章列有前贤论述、病因病机、证候特征、治疗原则及常见病辨证论治，最后附有笔者临床验案，或引古代医案以证实之，并提出一些问题，加以讨论。

惟因笔者学识肤浅，加以诊务繁重，挖掘整理祖国医学宝贵遗产又是一项艰巨工作，自知力难胜任。本书稿成，拟名《风火痰瘀论》，亦恐言之失实，论失所当，有损祖国医学光辉。书中谬误之处必多，敬乞同道先进及广大读者指正是幸。

一九八四年岁在甲子之秋

章真如序于武汉市中医医院

目录

绪　论

风、火、痰、瘀，是中医临床常见疾病中四种不同而又重要的病因与病机，它们既可独立为害，又有相互联系；既可单独出现，又能相互转化；既是发病因素和病理名词，又往往是疾病名称。

祖国医学认为：风与火本是四时六气中的主气，其性属阳，故称“风火同气”。主气太过，则转成六淫中之阳邪，直接或间接地给人体带来灾害。痰与瘀均为机体病理产物，其性属阴，古人有“痰瘀同源”之说，如其调治失当，必然对机体造成新的危害。《素问·风论》说：“夫风者，百病之长也。”刘河间说：“火之为病，其害甚大，其变速，其势甚强。”后世又有“怪病多痰”、“怪病多瘀”的记载。寥寥数语，充分说明风、火、痰、瘀对人体健康的危害性及其致病的广泛性。作为致病的“四大因子”，值得深入地研究和探索。下面略述其概，并分别对风证、火证、痰证、瘀证进行讨论。

一、风火痰瘀的起源及其病理变化

（一）风

风有外风内风之分。外风指四时八风不正之邪，在人体正气不足的情况下，腠理不密，易被外风侵袭，风入人体，易与他邪结合，必然导致风寒、风热、风湿、风温等病证。内风来源于机体本身的病理变化，多因于肝木生风。《素问·至真要大论》指出："诸风掉眩，皆属于肝。"内风常见的病理变化有肝阳化风、热极生风、血虚生风。《素问·风论》指出："风之伤人也，或为寒热，或为热中，或为寒中，或为疠风，或为偏枯，或为风也。其病各异，其名不同，或内主五脏六腑。"高度概括了风证的发生、发展及内风与外风的区分。

（二）火

火为五行之一，又为六气（六淫）之一，具有生理性及病理性两种涵义。生理的火，如少火、君火、相火、命门火，皆是机体生命动力，但生理火过亢，也会伤害人体，如壮火食气、相火损阴等。病理的火，多来源于六淫（风、寒、暑、湿、燥）化火，属于外火；还有阴虚生内热，甚至阴虚阳亢，属于内火，二者均足以成为致病因素。此外，《内经》病机十九条中，属于热者有四条，属于火者有五条。除此而外，五志化火亦属病理之火。

（三）痰

痰是机体的病理产物。凡体内任何组织在病理发展过程中产生的非正常体液，统称痰饮。一般地说，稠者为痰，稀者为饮。在古医籍中，《内经》中有饮无痰，而《金匮要略》最先在"痰饮咳嗽病脉证并治篇"中专论痰饮，成为后世论痰及痰证的理论依据。

痰的来源，无非水谷津液所化。张景岳说得较确切，他说："痰即人之津液，无非水谷之所化，此痰亦既化之物，而非不化之属也。但化得其正，则形体强，荣卫充，而痰涎本皆血气，若化失其正，则脏腑病，津液败，而血气即成痰涎。”（《景岳全书·杂证谟·痰饮》）张氏短短一段话，道出了痰的生化之本。

痰形成之后，即可随气升降，遍及全身，而产生病理变化。如在肺则咳，在胃则呕，在心则悸，在头则眩，在背则冷，在胸则痞，在胁则胀，在肠则泻，在经络则肿，在四肢则痹，可见痰证对人体健康威胁是较大的。

（四）瘀

瘀即瘀血，主要指瘀积不行、污秽不洁的离经或经中之血，以及久病影响到脉络时所出现的病变。瘀血既是各种原因（包括外伤、出血、气虚、气滞、寒凝、热郁）导致的病理结果，转过来又成为引起许多疾病的致病因素。

瘀血的产生，主要与气有关，气行则血行，气郁则血滞，气阻则血瘀。《杂病源流犀烛·跌仆闪挫》说：“气运乎血，血本随气以周流，气凝则血亦凝矣……。夫至气滞血瘀，则作肿作痛，变态百出。”朱丹溪论六郁中的气郁、血郁，亦与气滞、血瘀同义。

瘀证的病理变化，可见于脉道不通则痛，瘀血壅阻则肿，气血失调则寒热，气血不行则发黄，瘀血还可引致出血、烦渴、二便失调、失眠、遗精等病变，最后形成瘀久成病、病久致瘀的病理变化过程。

二、风火同气与风火同病

风与火，其性属阳，同为一气。风是春令主气，而火则成为夏暑、秋燥转化之气，如《素问·五运行大论》说："帝曰：寒暑燥湿风火，在人合之奈何？其于万物，何以生化？……岐伯曰：东方生风，风生木……神在天为风，在地为木……。南方生热，热生火……。其在天为热，在地为火……"说明人身的生化与四时六气（包括风火）关系密切。

风与火在病理上联系紧密，它们可相互转化，风属木，木能生火，火属阳，火盛生风，故有"风能化火，火能生风"之说。在相互作用上，风藉火势，火助风威，犹如燃烧之火，藉风力可使火焰迅速蔓延，而熊熊火焰必然生风。因而在人体病因病机方面，确有"高热动风"、"热极生风"、"风火相煽"以及"热去风熄""风熄热清"的现象。是亦取类比象之意，从而说明风火在万事万物中，属于"同气相求"。

刘河间强调"风火同气"之说。他认为风属木，木能生火，故说："火本不燔，遇风冽乃焰。"反之病理上的风，又每因热甚而生，所谓"风木生于热，以热为本，以风为标，凡言风者，热也"，"热则风动"。风与火热在病理变化中有此关系，故风与火热多为兼化。他解释"诸风掉眩"的病机时说："所谓风气甚，而头目眩晕者，由风木旺，必是金衰不能制木，而木复生火，风火皆属阳，多主乎阳，阳主乎动，两动相搏，则为旋转。"（《素问玄机原病式·五运主病》）

《素问·至真要大论》病机十九条中与风火有关系的共十三条。如"诸风掉眩，皆属于肝"，因肝木生风，亦能生火。说明掉眩与风火有关。"诸暴强直，皆属于风"，因热灼液枯，筋络失养而动风，亦说明抽搐强直与风火有关。又如“诸热瞀瘈”、“诸禁鼓栗，如丧神守”、“诸躁狂越”、“诸痛痒疮”等，皆与风火有直接或间接联系。

风火同气临床辨证：林珮琴《类证治裁》中对此论述颇多。如肝气篇说：“且相火附木，木郁则化火，为吞酸胁痛，为狂，为痿，为厥，为痞，为呃噎，为失血，皆肝火冲激也；风依于木，木郁则化火，为眩，为晕，为舌麻，为耳鸣，为痉，为痹，为类中，皆肝风震动也。故诸病多自肝来，以其犯中宫之土，刚性难驯。挟风火之威，顶巅易到。”又中风篇说：“因肝经风火搏于经络，则手足抽搐，或伸或缩而动不止，由血虚不能荣筋，而燥气乘之，宜滋肝肾，灌输筋脉，使水旺火熄，则风木自平。”《医学心悟·中风寒热辨》说：“其人脏腑素有郁热，则风乘火势，火借风威，热气拂郁，不得宣通，而风为热风矣。”

临床所见“风火同病”是很多的。例如在肾水不足，水不涵木，肝火上犯的情况下，必然导致肝风内动，是火能生风之明证。在风邪迫肺的情况下，必然导致肺热内蕴，是风能化火的明证。另如肿痛疮疡，也是风火结合危害机体。

治疗风火同病，原则是疏风泻火，但在辨证论治过程中，也有灵活的论治方法。如《类证治裁·肝气肝火肝风论治》说：“……由五志过极，阳亢阴衰，风从火出，宜柔润熄风……。其火风上郁，头重脘痹，宜清金肃降……。其年高水亏，风火易升，头晕便秘，宜壮水滋燥……。其阳明络虚，风火易震，食少知饥，宜填实空际。”《医学心悟·火字解》论发散风火时说：“风寒壅闭，火邪内郁，宜升发之，如升阳散火汤之类是也。”

笔者在临床所遇见的阴虚阳亢、肝风内扰，属于虚证，治疗原则是育阴清阳、柔肝熄风，方用资生清阳汤、天麻钩藤饮之属。又如多见的风火头痛、风火眼、风火喉、风火牙痛及其它一些风火肿痛，属于实证，治疗原则是疏风泻火，清热解毒，方用芎芷石膏汤、银翘散、普济消毒饮、仙方活命饮等清中寓疏方剂，如果单纯泻火，是无济于事的。

三、痰瘀同源与痰瘀同病

痰与瘀是两种不同的病理产物和致病因素。痰是津液不化的病理产物，一般以稠者为痰，稀者为饮。又有“积水成饮，饮凝成痰”之说。脾为生痰之源，如果脾失健运，则水湿停聚，而成饮成痰，故水、湿、饮、痰，同出一源，名异而实同。

瘀是人体血运不畅，或离经之血着而不去的病理产物。《通俗伤寒论·血实证》说：“瘀由渐积，蓄由猝成。”《血证论·吐血》说：“气结则血凝，气虚则血脱，气迫则血走。”周学海说：“阳虚血必凝”、“阴虚血必滞”。由此可见瘀不外是气血、阴阳异常的病理改变。

根据上述理由，痰与瘀的病理变化，似乎各有其因，然而追溯其本，痰来自津，瘀本乎血，津血同源，在阴津阳气的病理变化后，津熬成痰，血滞为瘀，说明痰瘀实为同源。

痰瘀同源理论，实始于《内经》。如《灵枢·邪客》说：“营气者，泌其津液，注之于脉，化以为血……”，说明了津血同源，津液可以转化为血。《灵枢·百病始生》说："若内伤于忧怒，则气上逆，气上逆则六输不通，温气不行，凝血蕴里而不散，津液涩渗，着而不去，而积皆成矣。"《医学入门》说："痰乃津血所成。"据上所述可以理解，津血可以成瘀，津液可以化痰。

将痰瘀同病明确提出来的，首见于《丹溪心法》，该书说："肺胀而咳，或左或右，不得眠，此痰挟瘀血，碍气而病。""痰挟瘀血，遂成窠囊。"并把许学士痰成窠囊之说与瘀血相结合，揭示了痰瘀为病的本质。《血证论》也说："血积既久，亦能化为痰水。"由此推论肺部疾患多痰瘀为病。又如曹仁伯《继志堂医案》载有"胸痛彻背，是名胸痹。……此病不惟痰浊，且有瘀血交阻膈间"，说明痰瘀同病可导致胸痹。另外《临证指南医案》妇科调经门亦有"痰瘀自下"的记载。

痰瘀既同出一源，故临床表现必然有共同之处。例如咳唾、痰血、痢疾、带下、疼痛、积聚、神识模糊等症，都具有痰瘀特征。就以痰血、痢疾、带下来说吧，凡红、紫、黑色的，多为血化，应从瘀论治，黄、白色的，多为津液所化，应从痰论治，但实际这些病往往是赤白杂下，痰瘀互见。又如，痰瘀阻滞经络，气血运行受阻，"不通则痛"，故常见疼痛；积聚多为痰瘀凝集所致；神识模糊多为"痰迷心窍"、"瘀血冲心"、"蓄血发狂"等所致。前人将许多疑难病的病因总结为四句话："怪病多痰"，"怪病多瘀"，"百病皆生于痰"，"百病皆生于瘀"，可以作为痰瘀同源的病机和辨证的概括。

关于痰瘀同治，历代医书均有记载，并创有许多痰瘀同治的方剂。如《金匮要略·胸痹心痛短气病脉证治》说:“胸痹之病,喘息咳唾,胸背痛,短气,寸口脉沉而迟,关上小紧数,栝蒌薤白白酒汤主之。”“胸痹不得卧,心痛彻背者,栝蒌薤白半夏汤主之。”两方合用,具有通阳宣痹,化痰行瘀功能。又如“千金苇茎汤,治咳有微热烦满,胸中甲错,是为肺痈”(《金匮要略·肺痿肺痈咳嗽上气病脉证治》),本方清热润肺,祛痰破瘀,是治肺痈良方。还有《太平惠民和剂局方》小活络丹,治疗痰瘀阻络,痹痛不通;《医宗金鉴》海藻玉壶汤,治疗痰瘀所致的瘿瘤;《医林改错》癫狂梦醒汤,治疗痰瘀所致癫狂病等。上述方剂都是痰瘀同治的良好范例。

笔者临床所遇及的胸痹证,多为胸闷、气短、刺痛。胸中痞闷为痰扰心阳,胸前疼痛为瘀阻心脉。治痰扰心阳宜宽胸豁痰,用栝蒌薤白半夏汤合温胆汤。治瘀阻心脉宜化瘀通络,用血府逐瘀汤合失笑散。如果两种证象均具,则用合方化裁。

四、风火痰瘀的相互转化与临床表现

风、火、痰、瘀四大致病因子,既是独立的,又可是联合的,既能单独致病,又能联合致病,临床辨证时对此应有清醒的认识。

风、火属阳,痰、瘀属阴。在一定条件下,可以阴阳转化,相继致病。如风能化火,痰能生热,热能生风,痰能致瘀,瘀可化痰,瘀能蕴热等。临床根据互相转化特点,可以灵活辨证。

古代医家对风、火、痰、瘀联合致病或独立致病,多有阐述。如朱丹溪对风、火、痰、瘀常有论及，对“四因”转化及其辨证论治，颇有发挥。例如：论中风，朱氏认为：东南之人，多是湿土生痰，痰生热，热生风。论六郁，朱氏认为：诸病多生于郁，有气郁、湿郁、痰郁、热郁、血郁（与血瘀同义）、食郁，且制越鞠丸通治诸郁。朱氏又在论肺胀时说：“自气成积，自积成痰，痰挟瘀血，遂成窠囊。”又如《明医指掌·类中风》指出：“有病风者，非风也，皆由湿生痰，痰生热，热生风……”《医学正传·中风》指出：“半身不遂，大率多痰，在左属死血少血……在右属痰与气虚。”前贤所论，足以说明风、火、痰、瘀的一般转化规律。

从临床看，风、火、痰、瘀四者具体落实在各个疾病中，其表现及辨证并不完全相同。有时四者可集中表现在某一疾病的全过程。以中风病为例，自始至终未逾风、火、痰、瘀病机，如肝火（肝阳）亢盛证，肝风内扰，风阳化火，火盛生痰，痰扰神明，瘀阻经络，这就是按风、火、痰、瘀病机进行辨证的。有时可分别出现在某一疾病的不同证型上。以头痛病为例：风、火、痰、瘀均可以独立致病，如头风痛以风为主，肝火头痛以火为主，痰厥头痛以痰为主，瘀血头痛以瘀为主。辨证亦按此一原则。有的病可以表现风、火、痰、瘀中的一项、两项或三项。以风疹、风水等病为例，仅表现有风的证象，与火、痰、瘀似乎牵涉不上。以眼目、咽喉、牙龈等部的肿痛为例，其表现为风、火证象，而与痰、瘀难以结合。以泄泻为例，可表现有风泻、火泻、痰泻三者，与瘀又无联系。如此种种，可谓多矣，不拟一一赘述。临床医者如能熟练掌握风、火、痰、瘀病机，举一反三，许多疾病的辨证法则，皆在其中矣。

第一章 风 证 论

一、风与风证基本概念

风是一种自然现象，由自然界气压分布不均匀而产生。风随季节变化而呈现一定规律，如春季多东风，夏季多南风，秋季多西风，冬季多北风。由于风的来向不同，从而发生春暖、夏热、秋凉、冬寒的气候变迁。

祖国医学所讲的“风”有两种涵义，一为病因“六淫”之一的“风邪”，一为病证之一的内风。外感风邪致病及风气内动，均为风证。

按照天人相应学说，人类生活在自然环境中，需要顺应不同气候调节机体生理活动和功能，促成机体生、长、化、收、藏。自然界生物，尽皆如此。

《素问·四气调神论》说：“春三月，此谓发陈，天地俱生，万物以荣……夏三月，此谓蕃秀，天地气交，万物华实……秋三月，此谓容平，天气以急，地气以明……冬三月，此谓闭藏，水冰地坼，无扰乎阳……”，讲的是四时风气呈现于自然界的表现。

在气候正常的情况下，人体能适应，则气血旺盛，身体健康。在气候反常的情况下，机体不能或不易适应，必然出现阴阳的太过与不及，从而引发疾病。如“伤风”“风寒”“风热”“风湿”等，即为感受不正常的风邪而致病。

可是对机体危害最大的，并不是“外风”，而是自身产生的“内风”。内风自何而来？《素问·至真要大论》说：

“诸风掉眩，皆属于肝”。因此内风责之于肝，故又有“肝风”之称。它包括“肝阳化风”“热极生风”“血（阴）虚生风”三种情况。

肝阳化风是指肝阳亢盛，肝阴无力制约而出现风动的病变。热极生风是指高热或久热燔灼肝经，耗劫阴液，肝阴受损，肝阳偏亢，筋脉失养而风动。血（阴）虚生风则是指肝（肾）阴血虚衰，肝阳亢盛而化风为患。三者虽临床表现各具特点，致病的始点也不尽相同，但在病机方面，都有肝阳（气）亢盛，以及相对的肝阴（血）不足，故有“内风乃身中阳气之动变”之说。肝阳失所御制，阳热亢盛则生风窜扰。

外风与内风，往往共同为患，互为因果。如温病前期是外风为患，化热灼阴，致使温病后期液耗风生。

二、历代医家论风

《内经》对风的论述颇多，并专辟有风论篇阐述风的病理作用。书中说：“风之伤人也，或为寒热，或为热中，或为寒中，或为疠风，或为偏枯，或为风也。其病各异，其名不同，或内至五藏六府。”又说：“风者，善行而数变，腠理开则洒然寒，闭则热而闷。其寒也，则衰食饮，其热也，则消肌肉……”，“故风者，百病之长也，至其变化，乃为他病也……”，并且根据不同的证候，确定不同的病名，如“肺风”、“心风”、“肝风”、“脾风”、“肾风”、“胃风”、“首风”、“漏风”、“泄风”等。

《内经》不仅对风的病理阐述详尽，在预防方面，也很注意提倡避免风的侵袭。如《素问·上古天真论》说：“虚邪贼风，避之有时，恬惔虚无，真气从之，精神内守，病安从来。"说明风邪侵入人体，是乘虚而入的，如果心神安静，身体保持健壮，贼风无从而入，疾病无由而生。这对今日的预防保健仍具有一定指导作用。

汉·张仲景在《伤寒论》中有不少关于风的论述。如："太阳病，发热，汗出，恶风，脉缓者，名为中风。"（第2条）"风家，表解而不了了者，十二日愈。"（第10条）"太阳中风，阳浮而阴弱"（第12条）"妇人中风，七八日，续得寒热，发作有时，经水适断者，此为热入血室。"（第144条）"伤寒中风，医反下之"（第158条）《金匮要略·中风历节病脉证并治》说："夫风之为病，当半身不遂，或但臂不遂者，此为痹，脉微而数，中风使然。"可以看出，《伤寒论》所论"风"为外风。《金匮要略》所论"风"则为内风。

隋·巢元方著《诸病源候论》，列风病候五十九论，并将中风候列在篇首，其云："中风者，风气中于人也。风是四时之气，分布八方，主长养万物，从其乡来者，人中少死病，不从乡来者，人中多死病。其为病者，藏于皮肤之间，内不得通，外不得泄，其入经络，行于五藏者，各随藏府而生病焉。"说明风既能长养万物，又能入于经络、脏腑而致疾病。

唐·孙思邈《备急千金要方·论杂风状第一》说："岐伯曰：中风大法有四：一曰偏枯，二曰风痱，三曰风懿，四曰风痹。夫诸急卒病，多是风……偏枯者，半身不随，肌肉偏不用而痛，言不变，智不乱，病在分腠之间……风痱者，身无痛，四肢不收，智乱不甚……风懿者，奄忽不知人，咽中塞，窒窒然，舌强不能言，病在脏腑……风痹、湿痹、周痹、筋痹、脉痹、肌痹、皮痹、骨痹、胞痹，各有证候，形如风状。"孙氏将中风分为四大类，符合今日临床分类。

金元·刘河间《河间六书》说:“中风瘫痪者,非谓肝木之风实甚而卒中之也,亦非外中于风,由于将息失宜,而心火暴甚,肾水虚衰不能制之,则阴虚阳实,而热气怫郁,心神昏冒,筋骨不用,卒倒无所知也,多因喜、怒、悲、思、恐之五志有所过极而卒中者,由五志过极,皆为热甚故也。”李东垣亦说:“中风者,非外来风邪,乃本气自病也。凡人年逾四旬,气衰之际,或因忧、喜、忿怒伤其气者,多有此证。壮岁之时无有也,若肥盛者间亦有之,亦是形盛气衰,故如此耳。”刘、李二氏明确指出中风并非风邪所中,乃由将息失宜,情志所扰,本气自病也。

明·张景岳对内风所致的中风,继承了河间、东垣之意,认为中风并非外感风寒,应以“非风”名之。他说:“非风一证,即时人所谓中风证也。此证多见卒倒,卒倒多由昏愦,本皆内伤积损颓败而然,原非外感风寒所致,而古今相传,咸以中风名之,其误甚矣。故余欲去中风二字而拟名类风,又欲拟名属风,然类风、属风,仍与风字相近,恐后人不解,仍尔模糊,故单用河间、东垣之意,竟以非风名之,庶乎使人易晓,而知其本非风证矣。”(《景岳全书·杂证谟·非风》)张氏此论,把内风定名为非风,论理恰当。

清·程钟龄在《医学心悟·论中风》中说:“中风之证,有中腑、中脏、中血脉之殊。中腑者,中在表也,即仲景所谓太阳中风,桂枝汤之类是也。外显六经之形证,即如伤寒三阳、三阴传变之证也。其见证既与伤寒同,则其治法,亦与伤寒传变无异矣。中脏者,中在里也。如不语中心,唇缓中脾,鼻塞中肺,目瞀中肝,耳聋中肾。此乃风邪直中于里,而有闭与脱之分焉……”程氏认为中腑为外风，中脏则为内风所致。

清·叶天士《临证指南医案》指出："风为百病之长，证有真中、类中，中经络、血脉、脏腑之分。治有攻风、劚痰、养血、润燥、补气、培元之法……肝为风木之脏，因精血衰耗，水不涵木，木少滋荣，故肝阳偏亢，内风时起。

近代名医对中风有不少论述。如张伯龙根据《素问·调经论》"血之与气，并走于上，则为大厥，厥则暴死，气复反则生，不反则死"一节，认为内风皆由肝火自旺，化风煽动，激其气血，并走于上，直冲犯脑所致。治当潜阳镇逆，培补虚阴，其药虽缓急欠分，然终将内风证治引入正规。张山雷受张伯龙启示，著《中风斠诠》一书，论述精详，震动医林，指出：小续命汤实为麻黄汤、桂枝汤加减而成，用此方治疗内风暴动为病，是"扰动其风，升泄其气……木已摇而更拔之……误内因为外因之谬耳"，树治内风宜熄不宜祛、宜静不宜动之大旗。他所言中医证治八法，也辨药入微，醒人耳目。盐山张锡纯根据伯龙、山雷之论，并将仲景风引汤和叶香岩"肝胆内风自动，宜镇静之品"等经验熔为一炉，结合自己多年临证实践，创立镇肝熄风汤，使内风治疗的阵垒更加分明。如肝阳化风上扰，乃取龙、牡、决明、磁石等介类及矿石之品以重镇潜阳，引阳归阴。肝阳亢盛是因肝阴不足，又取地、芍、萸肉、旱莲之属以滋阴养血，使阴复则阳不再亢，阴平阳秘，风熄病祛矣。

三、风证病因病机

前已引述《内经》"故风者，百病之长也"之说，说明风是致病重要因素。风有外风、内风之分，外风属于"伤寒中风”之类；内风则属于“诸风掉眩，皆属于肝”，其发病机制，主要是肝风内动。下面就“风证”的病因病机分述于下。

1. 外感风邪　人体禀赋虚弱，腠理不密，易为风邪所侵，肺主皮毛，风邪袭入皮毛，肺先受邪，然后传入其它诸脏腑。《内经》有“风中五脏六腑之俞”“肝风”“心风”“脾风”“肺风”“肾风”之说。风邪侵入人体后，易与他邪结合：如风与寒合，则为风寒；风与热合，则为风热；风与湿合，则为风湿；风与火合，则为风火；风与燥合，则为风燥；风与温合，则为风温；风与暑合，则为暑风，而暑风又以暑热耗伤阴液，筋脉失养而动风，故与内风有关。

2. 高热生风　热极生风，可分为两个方面：一是外感化热，高热动风；二是肝阳亢盛，肝木克土，致脾虚生湿，湿生痰，痰生热，热生风。前者属于外感，后者属于内伤。二者均能使人神昏谵语，两目上视，手足抽搐，角弓反张。

3. 血虚生风　血虚应责之于肝肾。肝藏血，肾主五液，肾虚水不涵木，木失所养，则木能生风，肝风内动。肝主筋，肾主骨，血虚不能濡养筋骨，则筋骨失养而风动，这种风能使人神昏，搐搦，或偏枯，或麻木不仁。

4. 血热生风　血虚可生内热，或外邪入于血分，郁而化热，血分有热则迫血妄行，风热相持，则出现痒疹肿块，遍身瘖瘰，成片成团，或赤或紫，反复发作，病名“风疹”。

5. 液燥生风　温病后期，发热过久，津液灼耗，肝木失养，液燥风动，出现四肢搐搦。暑风亦同此病机。

6. 痰浊生风　浊痰酿蓄,积则生热,热久生风,风痰结合,则流注经络,迷阻心窍,或狂躁不安,语无伦次,病为癫狂,或突然昏仆、四肢抽搐、口吐痰沫,而成痫症。

7. 久病生风　久痛、久吐、久泻、疮疡日久,以致津液耗伤,使肝木失调,肝风内动,而现抽搐等证象。

8. 破伤风入　跌打损伤,断筋耗血,风从内生,金创深刺,风毒外来,内外结合,风毒相搏,出现畏光羞明,全身抽搐,病名破伤风。

四、风证临床证候特征

如上所述:风证有内外之分,外风为六淫所致,内风则为阳亢所化。外风证候以表证寒热肿痛为特征,内风证候则以抽搐为主要特征。风证的临床表现如下。

(一) 外风

病起急骤,来势快,去势亦速,往往夹杂其它不正之气发病,其发病表现亦不同,常见以下七种。

1. 风寒　外感风寒,卫阳不固,证见恶寒发热,头身疼痛,洒洒恶寒,淅淅恶风,翕翕发热,脉浮缓,苔薄白。

2. 风热　风热上受,首先犯肺,证见身热,口渴而咳,脉浮数,苔薄黄。

3. 风火　风邪挟火,两阳相搏,证见头痛,咽喉肿痛,牙龈肿痛,头面或其它部位红肿热痛,脉洪数,苔黄。

4. 风燥　秋风挟燥,易犯肺金,证见咽痛、咳嗽,或少痰,或咳血咯血,甚则发热,脉弦数,苔薄黄。

5. 风湿　风寒湿邪,侵袭经络,证见肢节疼痛或游走不定，或重着不移，或关节红肿，脉濡细，苔薄白。

6. 风温　风寒之邪，日久不解，化热转温，上犯肺卫，或转气分，证见发热不恶寒，咳嗽，胸痛，或挟痰血，脉浮数，苔薄黄。

7. 暑风　暑热汗多，阴液耗损，证见中暑昏倒，汗出肢冷，手足抽搐，脉沉伏，苔薄黄。

（二）内风

病起缓慢，多因肝阳、肝火所产生，或因情志、起居、饮食失宜而诱发，其病情轻重不同，临床证候特征亦各异。常见以下四种。

1. 中风偏枯　为精血衰耗，水不涵木，木少滋荣，肝阳偏亢所致。证有标本、轻重、浅深之分。在本则阴阳偏胜，气血逆乱，在标为风火交煽，痰气壅塞，形成本虚标实、上盛下虚的证候。但病情有轻重，病位有浅深：轻者只见口眼㖞斜，语言不利，或半身不遂，重者突然昏仆，不省人事。轻者、浅者为中经络，重者、深者为中脏腑。前者预后较好；后者可出现两手握固、牙关紧闭、面赤气粗的闭证，或目合、口开、鼻鼾、息微、手撒遗尿的脱证。

2. 虚风内动　津液枯损，液少血枯，血不养筋；或肝肾不足，阴不潜阳，肝阳上亢，肝风内动。证见眩晕，昏厥，四肢抽搐或震颤不宁，语颤，行步不稳，头摇，颜面抽动，眼睑跳动，脉弦，苔黄少津。

3. 风痰内扰　风痰挟火，内扰心神，或痰迷心窍，证见狂躁不安，骂詈不避亲疏，语无伦次，或思想无穷，疑虑不休，或突然昏仆，不省人事，四肢抽搐，口唾涎沫，移时复苏。

4. 血热风丹　血虚生热，热则生风，风邪淫于肌表，血热迫血妄行。证见风丹遍布全身，痒疹灼痛，成片成块，或赤或紫，此起彼伏，脉细数，苔薄黄。

五、风证治疗原则

祖国医学一贯认为：除外感风邪应祛风散邪外，治风原则是“治风先治血，血行风自灭”。治血包括补血、活血、凉血、放血（如针刺少商穴放血等）。

临床根据风证病因不同、病机有异，因而使用不同的治风法则。临床多用的有发汗祛风、清热熄风、镇肝熄风、活血祛风、凉血消风、泻火疏风、清暑熄风、化痰定风、清上疏风、养阴熄风、益血祛风、开窍祛风等。因此，不同风证必须选用不同风药，或主或次，视病情决定。例如外感风寒用的风药，都是辛散药，如麻黄、苏叶、荆芥、防风等，可以辛散发汗，汗出风祛。但风热、风火、风燥、风湿，用药就各不相同。如风热以清热为主，风火以泻火为主，风燥以润燥为主，风湿以祛湿为主，但必须配用相应的风药。因而在选方用药上，君臣佐使必须配合适宜。

从古代名方的配伍中可知，古代名家对风药的应用卓有见地。如地黄饮子配有薄荷，天麻钩藤饮配有天麻、钩藤，独活寄生汤配有独活、细辛、秦艽、防风等，银翘散配有荆芥、豆豉、薄荷，普济消毒饮配有荆芥、僵蚕、薄荷等。这些都是用补血、活血、养阴、清热等药配合风药，临床颇有疗效，故为后世采用并效法。笔者曾治一风火牙痛患者，牙龈肿痛，用玉女煎等一派清热泻火药，疗效并不明显，肿痛反增剧，最后用原方加细辛、僵蚕等药，二剂痛止肿消。

六、临床常见风证辨证论治

因风而致的疾病，临床屡见不鲜。兹将各种常见风证辨证论治分述于下，并附病案。

(一) 伤风

伤风，古人称“中风”、“冒风”。即指一般的风寒感冒。《伤寒论》称为“伤寒”、“中风”。《景岳全书·杂证谟·伤风》曰“伤风之病，本由外感，但邪甚而深者，遍传经络，即为伤寒，邪轻而浅者，止犯皮毛，即为伤风。”如果非其时而有其气，感冒广泛流行，其证较重，感人最速，亦称“时行感冒”。

伤风证候表现：轻者鼻塞流涕、声重、咳声不扬，重则恶寒发热、头痛无汗、全身疼痛，脉浮紧，苔薄白，常见病有感冒与流感。辨证：风寒袭肺，卫气失固。治法：辛温解表。方剂：荆防败毒散，葱豉汤。

附：病案

刘某某，女性，25岁。

前天因旅途劳顿，感受风寒，当晚就觉全身不舒，鼻塞流涕，畏寒，自食胡椒煮面亦未减轻。昨起恶寒更甚，继之发热，头痛如裂，咳嗽声重，不思饮食，全身疼痛，无汗，脉浮紧，舌暗淡，苔薄白。体温38.9℃。辨证：风寒束表。治法：辛温解表。

荆芥10克　防风10克　羌活8克　独活8克　柴胡10克　前胡10克　枳壳10克　桔梗10克　甘草8克　茯苓10克　川芎8克　苏叶8克　(2剂)

二诊：据述服第一剂后，覆被而卧，半夜汗出，热退，恶寒、咳嗽均减轻。服第二剂后，头疼身痛恶风均消失，但觉精神仍疲乏，有微咳，纳呆，脉沉细，苔薄白。治以扶正祛邪。

黄芪 12 克　党参 10 克　白术 10 克　防风 10 克　茯苓 10 克　桔梗 8 克　苏叶 8 克　牛蒡子 10 克　前胡 10 克　陈皮 10 克　甘草 8 克　（2 剂）

注：患者共服药 4 剂，症状消失而愈，未遗留任何不适感，说明中药治疗感冒，只要辨证准确，用药迅速，可效如桴鼓。

（二）风热

风热感冒，即感冒属于风热者。风热感冒为风邪与热邪结合而病，有风寒化热者；有冬令烤火取暖过度，热邪内伏，复感风寒，风热结合而发病者；有非其时而有其气，冬应寒而反暖，体虚之人，感受风热而发病者；有因伏气内发而患病者。证见始微恶寒（或不恶寒），发热，口渴，咳嗽，咽痛，脉浮数，苔薄黄，舌赤。（本证如未及时清解，持续发热，可发展为“风温”。）常见病有流行性感冒、上呼吸道感染、支气管肺炎等。辨证：风热上受，首先犯肺，风为阳邪，阳从热化。治法：辛凉透邪。方剂：桑菊饮，银翘散。

附：病案

江某某，男性，52 岁。

五天前已感身体不适，精神倦怠，始则微恶寒，咳嗽，咽痛，继之发热，头身痛，咳嗽不断增剧，咳甚则胸痛。前天去市某医院检查，X 线透视见左肺有炎性反应。血象：白细胞总数 11,000/mm^3，中性 80%，体温 39℃，诊断为支气管肺炎。当即注射青霉素、链霉素。至今日仍未见好转，故改请中医治疗。诊察：脉浮数，苔黄，舌赤，体温39℃，咽红，自述咳嗽，头痛，胸痛，口干。辨证：风热犯肺，邪郁气分。治法：辛凉透邪。

银花10克　连翘10克　桔梗10克　甘草8克　牛蒡子10克　竹叶10克　淡豆豉10克　荆芥8克　芦根20克　桑叶10克　杏仁10克　前胡10克　(2剂)

二诊：服上方后，热势渐退，体温38℃，咳嗽、头痛、胸痛减轻，口干，脉细数，苔薄黄。原方去甘草、竹叶，加大贝母10克、沙参10克，3剂。

三诊：发热十日，今已退净，T 36.9℃，头痛、胸痛均消失，但有微咳，精神、食欲未复，脉细，苔薄黄。治以肃肺止咳。

桑叶10克　杏仁10克　沙参15克　麦冬10克　玄参15克　桔梗10克　甘草8克　芦根20克　生地10克　牛蒡子10克　(3剂)

注：患者服完三诊药后，基本不咳，精神、饮食逐步恢复，再经X线复查，肺部炎性阴影已吸收，血象复查亦在正常范围。

(三) 风燥

风燥，即秋燥中的凉燥。燥有温燥、凉燥之分。暑季将去，大火西流，暑热内伏，燥气外至，人感之而患病者，即为温燥。深秋九月，金风已至，燥气转凉，人感之而患病者，即为凉燥。喻昌《医门法律·秋燥论》有秋不遽燥，燥气行于秋分之后之说。《医醇賸义·秋燥》指出："初秋尚热，则燥而热；深秋既凉，则燥而凉。"说明风燥感人，多在深秋九月以后。其证初起恶寒重而发热较轻，风燥之邪外束于表，则头痛恶寒、无汗，内郁于肺，肺气不利，则鼻塞咳嗽，稀痰，咽干、唇燥为燥伤津气的特征，脉多浮数，舌赤，苔薄黄。常见病为感冒、流感、支气管炎、肺炎。辨证：风燥袭肺，肺气失润，外邪不得宣泄。治法：宣肺润燥。方剂：杏苏散。

附：病案

刘某某，女性，22 岁。

前天起恶寒发热，鼻塞，咽干，唇燥，头痛，无汗，咳嗽，唾稀痰，精神不振。诊察：脉浮细，舌赤，苔薄白。体温 38.5℃。辨证：深秋凉燥，袭于肺卫，燥伤津气，肺失清肃。治法：宣肺达表，化痰润燥。

杏仁 10 克　苏叶 8 克　法夏 6 克　陈皮 5 克　前胡 6 克　甘草 3 克　桔梗 6 克　枳壳 6 克　茯苓 8 克　桑叶 8 克　生姜 3 片　（2 剂）

二诊：服药二剂，寒热均减，咳嗽亦轻，再以原方二剂。

注：前方服后，寒热已退，其它症状逐步消失，但有微咳，以杏苏止咳露善其后。

（四）风火

风火，本是病理名词，但已经成为医家和病家所熟悉的病名，如风火眼、风火喉、风火牙痛等，一般简称“风火”。它的病机是：风热化火，火盛生风，风火相煽，焮肿而痛，为内热化火与外风结合所致。证见目赤肿痛，或咽喉肿痛，或牙龈肿痛，或两腮肿痛，脉多洪数，舌赤苔黄。常见病为眼结膜炎、牙龈炎、急性扁桃体炎、流行性腮腺炎。辨证:风火内盛,热毒外发。治法:疏风泻火,清热解毒。方剂:普济消毒饮。

附:病案

朱某,男孩,9 岁。

两腮肿大有三天,开始左腮肿大,继之右腮亦肿,胀痛不舒,有恶寒发热感,面赤,张口吃饭甚感困难。诊察:脉浮细,舌赤,苔薄黄,两腮肿大。辨证:风火内盛,热毒外发。病名发颐,此即古人所谓"大头瘟"、"虾蟆瘟",今日称流行性腮腺炎。治法:疏风泻火,清热解毒。

桔梗 8 克　玄参 10 克　银花 10 克　连翘 10 克　牛蒡子 10 克　马勃 8 克　板蓝根 10 克　荆芥 6 克　僵蚕 8 克　生甘草 8 克　紫花地丁 8 克　昆布 8 克　(3 剂)

二诊:肿胀消退十之六七,仍用原方再进三剂。

注:本案服药六剂后,腮部肿胀全已消失,无其它不适。

(五) 风温

风温是发生于冬春两季的温热疾病,但以春季为多,因感受风热之邪而成,以春季风木当令,阳气升发,气候温暖多风,或冬令感受风燥,禀赋不足之人,腠理失于致密,或因起居不慎,触发风热,化为风温。叶天士说:"风温者,春月受风,其气已温。"(《叶香岩三时伏气外感篇》)吴坤安说"凡天时晴暖,温风过暖,感其气者,即是风温之邪",具体指出了本病发生与发展机制。

本病初起以温热之邪,多从上受,肺位最高,邪必先伤,邪在肺卫。初起以发热、微恶风寒、咳嗽或咳血、口微渴等肺卫症状为特征。如肺卫之邪不能即时疏解,必然向两个方面发展，一是顺传于胃，出现阳明热盛证象；一是逆传心包，即叶天士所谓“温邪上受，首先犯肺，逆传心包”，而出现昏愦谵妄。此外在病变过程中，可出现痉厥动风，痰热喘急或斑疹等证象。本病常见于大叶性肺炎、病毒性肺炎。诊察：脉多浮数，舌质先淡红后变赤，苔多先白后转黄。辨证：风温之邪，上犯肺卫。治法：邪在卫分，宜辛凉解表，用银翘散；邪在气分，宜清宣肺热，用麻杏石甘汤；阳明热盛，用白虎汤或大承气汤；逆传心包，用安宫牛黄丸、至宝丹；邪入营血，宜清营汤或清宫汤。

附：病案

伍某某，女性，40岁。

患者在一周前因感冒发生咳嗽，未予注意，前天起突然恶寒发热，咳嗽加剧，继之胸痛，咳痰带铁锈色，有时夹血丝，乃至本院门诊部就诊。诊察：脉浮数，舌红，苔薄黄，体温39.5℃，精神不振，头痛，纳呆，便结。X线透视结果：左肺大片阴影。血象：白血球为12，000/mm^3，中性85%，淋巴15%。诊断为大叶性肺炎。辨证：风寒犯肺，蕴久化热，邪由卫转气。治法：宣肺清热。

麻黄6克　生石膏30克　杏仁10克　甘草3克　黄芩10克　桑叶10克　银花10克　连翘10克　牛蒡子10克　芦根30克　前胡10克　（2剂）

二诊：服前方后，发热减轻，体温37.8℃，咳嗽减，痰血止，脉仍浮数，舌红，苔薄黄。治守前法，原方去麻黄，加大贝母10克，继服二剂。

三诊：第四天，体温已降至正常，T 37℃，胸已不痛，咳嗽亦有减轻，精神好转，脉浮细，苔薄黄，舌红，病势已退，热邪将去，再以清肺止咳。

桑叶 10 克　杏仁 10 克　大贝母 10 克　南北沙参各 15 克　麦冬 10 克　生地 15 克　玄参 15 克　桔梗 10 克　甘草 8 克　牛蒡子 10 克　五味子 8 克　茅根 20 克　(3 剂)

四诊:诸症均退,唯晚间仍有咳嗽,精神饮食基本恢复,脉沉细,舌红,苔薄微黄。X 线复查:左肺阴影基本消失。血象:白血球为 7,000/mm^3,仍以前方五剂善其后。

(六) 风湿

风湿,包括风寒湿痹,如《素问·痹论》说:"风寒湿三气杂至,合而为痹也。其风气胜者为行痹,寒气胜者为痛痹,湿气胜者为着痹也。"风寒湿痹之发生,与气候条件、生活环境、个人体质及抗病能力等因素有关。《素问·痹论》认为:"食饮居处,为其病本"。又说:"所谓痹者,各以其时,重感于风寒湿之气也。"《济生方》更明确指出:"皆因体虚,腠理空疏,受风寒湿气而成痹也。"可见痹证的病因,除感受风寒湿等邪气之外,素体之强弱亦起着重要的作用。风湿的见证:风痹可见肢体关节疼痛,游走不定;痛痹可见肢体关节疼痛,痛有定处而较剧;着痹可见肢体疼痛重着,肌肢麻木不仁,脉多弦缓,苔多白腻。常见病为风湿热、风湿性肌炎、风湿性关节炎。辨证:腠理空疏,卫阳不固,外邪乘虚而入,流走经络。治法:活血祛风,散寒利湿。方剂:防风汤、三痹汤。

附:病案

蔡某某,男,29 岁。

近半年来关节肌肉经常疼痛,与气候有关,每逢天气变化则疼痛痠胀不已,有时游走不定,有时固定一处;有时臂不能举，有时足不能步。曾在某医院检查：抗链球菌溶血素“O”试验 1,225 单位，红细胞沉降率 75mm/小时，诊断为急性风湿，用抗风湿药效果不显。诊察：脉浮细，舌暗淡，苔薄白。辨证：体虚失固，外邪侵犯经络。治法：益气补血通络。

熟地 12 克　当归 10 克　白芍 10 克　川芎 6 克　党参 10 克　黄芪 15 克　防风 10 克　杜仲 10 克　牛膝 10 克　秦艽 8 克　灵仙 8 克　海桐皮 10 克　（3 剂）

二诊：服前方后，病情稳定，因气候暖和，对风湿病亦有利。因患者家住郊县，故嘱病情无大变化，可按原方服二十剂，再来复诊。

三诊：患者一个月后来复诊。据述一个月中，气候变化两次，病情比以往减轻，四肢活动自如。仍嘱按原方再服 20 剂，必要时加针灸。

注：患者前后共复诊四次，服药七十余剂，并兼用针灸，疗程三月余，半载顽痹，霍然若失。复查：抗链球菌溶血素“O”试验 500 单位，红细胞沉降率 25mm/小时，接近正常。复诊时嘱慎风寒，注意保暖，增强体力锻炼，可望痊愈。

（七）暑风

暑风，即夏日炎暑出现的一种搐搦症状，因暑热之邪，灼耗津液，筋脉失养，引动肝风。雷少逸《时病论·暑风》说：“暑风之病，良由暑热极盛，金被火刑，木无所畏，则从内而生……此与外感风邪之治法，相悬霄壤，若误汗之，变证百出矣。夫木既化乎风，而脾土未尝不受其所制者，是以卒然昏倒，四肢搐搦，内扰神舍，意识不清……总当去时令之火，火去则金自清而木自平，兼开郁闷之痰，痰开则神自安而气自宁也。”暑风见证：身热，四肢搐搦，甚或牙关紧闭，神昏不清，汗多，口干，脉沉数，舌赤，苔黄。常见病为热痉挛、中暑。辨证：暑热之邪，灼津伤液，筋脉失养，肝风内动。治法：清热熄风。方剂：羚角钩藤汤、雷氏清离定巽法。

附：病案

钱某某，男性，41岁。

农忙季节，连日劳顿，在烈日酷暑下劳动时，卒然昏倒，不省人事，四肢搐搦，牙关紧闭，汗出如浴，即刻被抬至大队卫生所。笔者该时正参加农村巡回医疗队，发现此病者，立即协助进行急救。即针人中、合谷、涌泉等穴，少顷抽搐止，牙关略能开，神识仍未恢复，乃灌以济众水一瓶、痧气丸少许，约一刻钟后，渐渐苏醒过来，并呼口渴要喝水，诊其脉象沉伏，唇紫，舌赤苔黄。证乃热伤津液也，以雷氏清离定巽法治之，略事加减。

连翘8克　竹叶6克　生地12克　玄参10克　甘菊6克　桑叶10克　钩藤10克　木瓜4克　郁金8克　川贝6克　西瓜翠衣1块　（2剂）

注：三日后，笔者巡诊过该大队时患者已出工矣。

（八）头风

头风，有偏头风，指头痛偏于一侧也；重则称雷头风，指脑中如雷鸣也；另有脑风、首风等名。总因风邪直中头部所致。《类证治裁·头风》说：“风邪上干，新感为头痛，深久则为头风。”说明头痛与头风是有病程新久区别的。《类证治裁·头风》又说：“雷头风，肿痛起块，憎寒壮热，脑震如雷鸣者”,“脑风项背怯寒,脑风穴冷者”,“首风因于新沐、汗多恶风者”,举出头风与雷头风、脑风、首风的区别。头风见证:头痛多发于巅顶,或偏于一侧,见风则甚,有时剧痛如裂,呕吐不已,不能安寐,反复发作,脉弦细,舌赤,苔白。常见病为血管神经性头痛。辨证:素有痰火,复因当风,邪从“风府”入脑,郁而为热为痛。治法:清上疏风。方剂:菊花茶调散、清上蠲痛汤。

附:病案

靳某某,女性,43 岁。

十年前夏日某夜露宿户外,头部为凉风所袭,第二天即感头痛,当时体力健壮,并不介意,仍然贪凉露宿,以后反复发作头痛。不久又因产后失调,脑部被风侵袭,头痛发作更频,甚至遇风辄发,发则剧痛。曾在市某医院检查,诊断为神经性头痛,服西药只能临时止痛,乃转求中医治疗。诊察:脉弦细,舌暗红,苔薄黄。辨证:风邪上犯,郁热为痛。治法:疏风清上。

菊花 10 克　白芷 10 克　僵蚕 10 克　甘草 8 克　羌活 8 克　细辛 3 克　黄芩 10 克　薄荷 3 克　荆芥 8 克　川芎 8 克　蔓荆子 10 克　(2 剂)

二诊:服前方后,头痛有所减轻,但遇风则痛,舌脉同前。原方去蔓荆子、黄芩,加防风 10 克、当归 10 克、干姜 6 克,继服三剂。

三诊:前方服后,头痛已止,舌脉仍无变化。考虑患者虽为露宿风邪犯脑,但因产后失调,又受风邪侵袭,必须扶正才能驱邪,因拟补血祛邪法:

熟地 15 克　当归 10 克　白芍 10 克　川芎 8 克　黄芪 15 克　党参 10 克　枸杞 10 克　制首乌 15 克　白

芷8克　防风8克　生姜3片　红枣5枚　(5剂)

注:患者服前方二十余剂,自觉头部畏风现象消失,头痛亦未再发。半年后追访,病未再发。

(九) 喉风

喉风,亦称缠喉风、喉痹,因风邪锁于喉间也。《外科正宗·咽喉论第二十一》说:“实火者,过饮醇酒,纵食膏粱,叠褥重衾,餔餐辛烈,多致热积于中,久则火动痰生,发为咽肿,甚者风痰上壅,咽喉闭塞,少顷汤水不入,声音不出,此为喉闭,紧喉风是也。”《类证治裁·喉症》认为:“缠喉风,喉肿大,连项痛,喉有红丝缠紧……症最急。”喉风见证:咽喉红肿,喉蛾双锁,呼吸困难,滴水难入,危在顷刻,脉数,苔黄。常见病为白喉、急性咽喉炎、急性扁桃体炎。辨证:风热迫于咽喉。治法:①急刺少商穴出血;②吹入金钥匙、锡类散;③清热解毒:普济消毒饮;④养阴清肺:养阴清肺汤。

附:病案

朱某某,女性,20岁。

咽喉痛有三日,逐步增剧,吞咽困难,并有恶寒发热现象,至市某医院检查,诊断为急性扁桃体炎,给予注射青霉素,因皮试过敏,乃改服中药治疗。诊察:脉浮数,舌赤,苔黄,咽喉部红肿,双蛾横阻喉间,吞咽极度困难,呼吸亦感急促,并有发热,T 39℃。辨证:风热犯肺,肺火上炽,火盛生风,风火迫咽。治法:疏风泻火,清热解毒。处方:①急用针刺合谷、少商(出血);②外用锡类散吹喉;③汤剂:

银花10克　连翘10克　玄参10克　桔梗10克

板蓝根 10 克　荆芥 6 克　薄荷 3 克　僵蚕 10 克　牛蒡子 10 克　麦冬 10 克　甘草 8 克　射干 10 克　（2 剂）

二诊：针刺和吹药后，立见缓解，继之服药，体温逐步降至正常，咽喉肿痛减其大半，饮食能勉强吞咽，呼吸正常，脉细数，舌赤，苔薄黄。治以原方再进三剂，仍用锡类散吹喉。

三诊：咽喉肿痛完全消退，只有不适感，饮食时尚有微痛，脉沉细，舌红，苔薄黄。治用养阴清肺法以善其后。

生地 10 克　丹皮 10 克　白芍 10 克　玄参 15 克　麦冬 10 克　薄荷 3 克　大贝 10 克　甘草 8 克　桔梗 8 克　藏青果 10 克　石斛 10 克　花粉 10 克　（4 剂）

（十）肠风

肠风，亦称肠风下血。肠内本有蓄热，或血虚生热，风邪入于肠间，风与热合，迫血下行。或饮酒嗜辛，湿热内结，与风相合，灼伤阴络。《类证治裁·便血》说："肠风，血清色鲜，远射四散如筛，风性疏也，经言久风入中，则为肠风飧泄。"《证治要诀·大小腑门》说："血清而色鲜者为肠风。"其证大便经常下血，或便前便后下血，或粪中带血，血色鲜红，脉多沉数，舌赤，苔薄黄。常见病为结肠或直肠溃疡出血、内痔、肛裂等。辨证：风热内迫，灼损阴络。治法：疏风清热，止血宁络。方剂：赤小豆当归散、槐角丸、槐花散。

附：病案

冯某某，男性，45 岁。

平日好酒嗜肥，三年前患大便出血，以后隔一段时期即便血一次，色鲜红。曾至市某医院痔科检查为血栓内痔，曾经治愈又复发。最近三日便前下血颇多。诊察：脉沉细，舌赤，苔薄黄腻。辨证：湿热内蓄，风迫血行。治法：清热化湿，疏风止血。

赤小豆 15 克　当归 10 克　地榆 10 克　槐花 10 克　侧柏炭 10 克　荆芥炭 10 克　炒枳壳 10 克　黄芩 8 克　黄连 6 克　山栀炭 8 克　茯苓 10 克　防风 10 克　（3 剂）

槐角丸 9 克另服，每日 2 次。

二诊：便血止，嘱继服槐角丸。

注：血止后，建议积极治疗痔疮，并节制饮食，可望治愈。

（十一）风泻

风泻，即肝泻，因肝失条达，横逆乘脾，则气机失调，脾失健运，清气不升，故腹痛泄泻。张景岳说："凡遇怒气便作泄泻者，必先以怒时挟食，致伤脾胃，故但有所犯，即随触而发。此肝脾二脏之病也，盖以肝木克土，脾气受伤而然。"（《景岳全书·杂证谟·泄泻》）吴鹤皋说："泻责之脾，痛责之肝，肝责之实，脾责之虚，脾虚肝实，故令痛泻。"证见肠鸣腹痛，大便泄泻，日久不愈，反复发作，每泻必先腹痛，痛一阵，泻一阵，泻后痛减，痛甚复泻，脉沉弦，舌暗红，苔薄黄腻。常见病为过敏性肠炎、非特异性慢性结肠炎。辨证：肝木克脾，运化失职。治法：抑木扶土。方剂：痛泻要方。

附：病案

汪某某，男性，36 岁。

近一年内反复发作腹泻，痛一阵，泻一阵，特别进食某些异味的食物，如辣椒、鱼类等辛腥食物后，不到半天就发生腹痛，痛时即泻，泻后痛止，饮食不适时可连续泻数天，如果饮食适当，又可以几天不泻。曾到几个大医院检查，大便常规未发现异常，诊断为过敏性结肠炎。就诊前一日，在亲戚家作客，未慎口腹，今日又痛泻多次。诊察：脉沉弦，舌暗红，苔薄黄腻。辨证：肝木乘土，运化失职。治法：培土抑木。处方：

陈皮 10 克　白芍 10 克　白术 10 克　防风 10 克　炒谷麦芽各 10 克　焦楂肉 10 克　霍香 10 克　广木香 8 克　砂仁 6 克　肉蔻 4 克　苡仁 20 克　山药 12 克　(3 剂)

二诊：近几天来，腹痛腹泻未作，精神饮食均好，舌脉无变化，再用原方五剂。并嘱在治疗中，对一些易致泻食物暂时禁食，以配合治疗。

三诊：一周来未发现腹痛，不痛则不泻，大便正常。患者反映以往也有这种情况，只要饮食注意，可以很长时间不痛不泻。抓住这些规律，劝令患者坚持服药，节制饮食，久之可望痊愈。为了减轻服药麻烦，改用逍遥丸、健脾膏，长期服用。

注：患者节制饮食并进服成药约半年，痛泻未发，即或吃点异味食物，亦不再痛泻，病乃告愈。

(十二) 风水

风水，是水肿之一，首见于《内经》。如《素问·水热穴论》说："肾汗出逢于风，内不得入于脏腑，外不得越于皮肤，客于玄府，行于皮里，传为跗肿，本之于肾，名曰风水。"《内经》将水肿按证候分为风水、石水、涌水。《金匮要略》从病因脉证分为风水、皮水、正水、石水等，并有"风水，其脉自浮，外证骨节疼痛，恶风”的记载。朱丹溪将水肿分为阴水、阳水。风水属于阳水，其发病机制是：水湿内伏，风邪外袭，肺气不宣。肺主一身之表，外合皮毛。如肺为风邪所袭，则肺气不能通调水道，下输膀胱，以致风遏水阻，风水相搏，流溢于肌肤，发为水肿。其证目睑浮肿，继之四肢及全身皆肿，来势迅猛，肢节痠重，小便不利，多有恶寒、畏风、发热等症，或咳嗽而喘，舌苔薄白，脉浮紧。常见病为急、慢性肾炎，肾病综合征。辨证：水湿内停，风邪外袭。治法：祛风行水，用越婢加术汤。若汗出恶风，身重而水肿不退，卫阳已虚，宜温阳利水，用防己黄芪汤、水肿汤。

附：病案

刘某某，男性，21岁。

因冒雨全身淋湿，第三天就觉恶风，继之发热，热未已忽出现眼睑及面部浮肿，下肢亦浮，按之没指，小便短少，饮食不思，身体沉重。诊察：脉浮细，舌暗淡，苔薄白。小便检查：蛋白（＋＋＋＋），红细胞（＋），白细胞（＋＋），管型（＋），血压110/80毫米汞柱。诊断：急性肾炎。辨证：水湿内停，风邪外侵，风水相搏，泛为水肿。治法：疏风利水。处方：

麻黄10克　生石膏20克　甘草8克　白术15克
苡仁30克　通草10克　连皮苓20克　赤小豆30克
广木香10克　冬瓜仁20克　桂枝8克　（3剂）

二诊：服药二剂，小便开始增多。第三剂浮肿有所消退，恶寒发热现象已消失，舌脉无变化。仍守原方再进三剂。

三诊：水肿全部退尽，精神亦有好转，食饮略增，脉沉细，舌暗淡，苔薄白。治以健脾益肾法。

黄芪 15 克　白术 10 克　防己 10 克　连皮苓 15 克　甘草 8 克　桂枝 6 克　熟地 15 克　萸肉 10 克　山药 15 克　泽泻 10 克　茯苓 10 克　赤小豆 30 克　苡仁 30 克　广木香 8 克　（5 剂）

并嘱慎防感冒，低盐饮食，坚持服药，可望速愈。

注：患者继续服药达三个月之久，一直采用健脾补肾法，体力逐步恢复正常，最后小便复查均在正常范围。两年以后追访，身体健康如常人。

（十三）羊痫风

本病即痫证，因痫证发病时如羊叫声而得名，并有猪痫、马痫等名。《医学心悟·癫狂痫》说："痫者……叫喊作畜声。医者听其五声，分为五脏，如：犬吠者，肺也；羊嘶者，肝也；马鸣者，心也；牛吼者，脾也；猪叫者，肾也。"说明痫证可发出五畜声。本病病机主要责在肝脾肾三脏。肾虚则肝失濡养，体弱用强。脾虚则精微不布，痰涎内结，偶因情志失调，饮食失节，劳累过度，肝风挟痰随气上逆，清窍被蒙而突然发作，常先有眩晕头痛，胸闷欠伸，旋即昏倒仆地，神志不清，面色苍白，手足搐搦，口吐涎沫，并发出奇异叫声，甚至二便失禁，不久渐渐苏醒，症状消失，但遗留头昏疲乏。脉多滑数，苔多白腻。现代医学名"癫痫"。辨证：阳升风动，痰扰神明。治法：化痰定风。方剂：定痫丸、导痰汤。

附：病案

祁某某，男性，15 岁。

十年前误落水中，家长赶至救起后，患儿惊骇号叫，随即全身抽搐，良久方止，此后经常发作，每发必惊叫抽搐，人事不省，手足蜷缩，口吐白沫，少顷喉间发出尖叫声后，方清醒过来。曾经某精神病院检查，诊断为癫痫。用过抗癫痫药，如苯妥英钠，亦少效果。诊察：脉沉细，舌暗淡，苔灰腻，身材矮小，发育不良，头发枯黄。辨证：脾虚生湿，湿生痰，痰热生风，痰气上逆，内扰神明。治法：仿程钟龄化痰定痫法，做丸药服之。处方：

天麻 30 克　川贝 30 克　胆南星 15 克　法夏 30 克　陈皮 20 克　茯苓 30 克　茯神 30 克　丹参 60 克　麦冬 60 克　石菖蒲 15 克　远志 20 克　全蝎 15 克　僵蚕 15 克　琥珀 15 克　辰砂 9 克　薄荷 6 克

制法：上药研末，用竹沥一小碗，姜汁一杯，再用甘草四两熬膏，和药为丸如梧子大，辰砂为衣，每服 2 克，每日三次。

注：患者服完前方一料，将近二月，据述发作次数减少，症状亦减轻，又照原方再进一料。半年后，家中来人说：患儿数月未发病。

（十四）中风

中风，以突然昏倒、不省人事，或口眼㖞斜、语言謇涩、半身不遂等为主证。中风的病因学说，在唐宋以前，多以“内虚邪中”立论，如《灵枢·刺节真邪》说：“荣卫稍衰，则真气去，邪气独留，发为偏枯。”《金匮要略》谓“脉络空虚”，风邪内中，并分中经、中络、中脏、中腑。及至金元时代，刘河间主张“心火暴盛”。李东垣认为“正气自虚”。朱丹溪则以为“湿热生痰”。明代张景岳则认为“凡此病者，多以素不能慎，或七情内伤，或酒色过度，先伤五脏之真阴”。张氏为了区别于外邪中风，倡“非风”论。清代叶天士进一步阐明“精血衰耗，水不涵木，木少滋荣，故肝阳偏亢”等发病机理。中风主证，前已叙述，其脉多弦数，舌赤，苔多黄腻。常见病为脑血管意外。辨证：阴虚于下，肝阳暴张，阳化风动，血随气逆、挟痰挟火横窜经隧。治法：涤痰开窍，用导痰汤；镇肝熄风，用镇肝熄风汤、天麻钩藤饮；益气通络，用补阳还五汤；补肾养肝，用地黄饮子。

附：病案

邬某某，男性，64岁。

患者平日有高血压史，当天因情绪不佳，晚间喝了一杯酒，夜睡时突然昏仆，不省人事，喉间痰声如锯。家人急抬至当地卫生院急救。检查：血压240/130毫米汞柱，神识不清，左半身不遂。诊断：脑溢血。笔者当时正在农村巡回医疗，闻讯赶到门诊部。诊察：患者神识不清，喉间痰鸣声涌，呼吸急促，口眼㖞斜，牙关紧闭，面赤唇干，左半身瘫痪，脉弦数，舌象不能观察。辨证：中风闭证。因初来农村，手头只有针具，一面备针，一面问卫生院医生是否备有通关散和开关散。答曰：有！随即用通关散取嚏，开关散擦牙。针刺涌泉穴。三管齐下，患者随即吭了一声，口能张开，乃急用鹅翎探喉催吐，吐出浊痰盈碗，患者又长叹一声，逐步苏醒过来，能张目望人，问话能点头，但语言謇涩，口眼㖞斜，半身不遂，舌苔黄腻，乃以清热化痰开窍法：

①三蛇胆陈皮末：每服一支，每日三次。

②汤剂：竹茹10克，枳壳10克，法夏10克，茯苓10克，甘草8克，生菖蒲10克，远志6克，胆星10克，天竺

黄6克，僵蚕6克，2剂。

第二天，笔者要转至另一大队巡回医疗，建议卫生院医生认真观察，继续给药。两周后，笔者复来该卫生院，患者已扶起靠坐，乃继续治疗其后遗症。

（十五）惊风

惊风，是儿科疾病中的一个险证。临床具有四肢抽搐和意识不清的表现。本证可由多种原因引起，以外感时邪、内蕴痰热或久吐久泻、脾虚肝盛为主要发病因素，任何季节都可发生，年龄在1～5岁者最为常见。由于发病有缓有急，证候有虚有实，故有急惊风与慢惊风之别。证情来势急，实象毕具者，为急惊风；证情来势缓，虚象明显者，为慢惊风。若慢惊风进一步发展成阳气衰败，阴气盛者，则为慢脾风。在宋以前，并无惊风病名，至北宋《小儿药证直诀》，始创急惊与慢惊病名，其由于热甚风生者为急惊，脾虚木旺者为慢惊。急惊主证是起病急，神志昏迷，两目窜视，牙关紧闭，颈项强直，四肢抽搐，具体表现热、痰、风、惊四证。慢惊风除有抽风、昏迷外，患儿神疲喜睡、四肢厥冷、呼吸微弱等，脉多细数，或指纹青紫，直透命关，苔黄厚等。急惊风常见病为小儿高热痉厥、流脑、乙脑等。慢惊风则可见于小儿败血症。辨证：高热风生，或热痰动风。治法：清热熄风。方剂：羚角钩藤汤、抱龙丸。

附：钱仲阳治疗慢惊案

东都王氏子吐泻，诸医用药下之，致虚，变慢惊，昏睡露睛，手足瘈疭而身冷。钱视曰慢惊也。与栝蒌汤。其子胃气实，即开目而身温。王疑其子不大小便，令诸医以药利之，医留八正散等剂服，不利而身复冷。钱曰：不当利小便，利之必身冷。一二日，已身冷矣，因抱出。钱曰：不能食，胃中虚，若利大小便即死，久之脾胃俱虚，当身冷而闭目。幸胎气实而难衰也。钱用益黄散、史君子丸四服，令微饮食，至日午果能饮食。所以然者，谓利大小便，脾胃虚寒者补脾，不可别攻也。后不语，医作失音治之。钱曰：既失音，何开目而能饮食，又牙不紧而口不噤也。医不能晓，钱以地黄丸补肾，所以然者，用凉药利小便致脾肾俱虚，今脾已实，而肾尚虚，故补肾必安，治之半月而能言，一月而痊愈。（见《名医类案》）

（十六）风疹

风疹，亦称风丹、风疹块、瘾疹。以其时隐时现，遇风易发，形小如麻疹，大如豆瓣，成片成块，故名风疹块或瘾疹。如《素问·四时刺逆从论》说："少阴有余，病皮痹隐轸（即瘾疹）"。《金匮要略》中风历节篇说："邪气中经，则身痒而瘾疹。"本病发生有多种病因。或由风热淫于皮表，郁于血分；或由风湿郁于肠胃，化热郁于肌表；或因食用鱼虾蟹后而发者。其证发作迅速，瘙痒异常，可成块成片，瘖瘤满身，或用指甲重抓皮肤，疹块随手而起，往往此起彼伏、灼痒成疮，脉多弦细数，舌赤，苔薄黄。辨证：血虚风热，郁于肌表。治法：凉血消风。方剂：消风散。

附：病案

王某某，女性，52岁。

去年秋天曾患风疹瘙痒，后经治愈，今年春季又复发一次，发时较轻，不久亦愈。近半月来风疹发作特甚，全身皆有，时隐时现，成片成块，瘖瘤满身，灼痒难忍。到某医院皮肤科检查，诊断为荨麻疹。给服扑尔敏，注射葡萄糖酸钙，均未见好转，乃改服中药。诊察：脉象沉细微数，舌赤，苔薄白，全身散在性疹块，以胸腹部及下肢为甚。辨证：风迫肌表，血热妄行。治法：疏风凉血。处方：

生地 15 克　当归 10 克　赤芍 10 克　丹皮 10 克　白鲜皮 10 克　地肤子 10 克　蝉衣 6 克　连翘 10 克　红枣 6 枚　薄荷 3 克　防风 8 克　浮萍 8 克　（3 剂）

另服防风通圣丸 9 克，每日 3 次，开水吞服。

二诊：服前方后，痒疹有所减轻，余如前。仍守原方再进五剂，嘱禁食鱼、虾、蟹类及饮酒等。

三诊：风疹逐步消退，晚间下肢有少许发作。再用原方五剂，继服防风通圣丸。

注：服药十余剂后，痒疹全部消失，唯恐患者反复发作，嘱进服防风通圣丸三个月，以巩固疗效，并嘱暂禁食鱼虾等发物。治疗后一年追访，痒疹未再发作。

（十七）破伤风

破伤风，为金疮跌仆，损伤皮肉至深，流血过多，为风邪所侵，传入经络。《外科正宗》说："破伤风，因皮肉损破，复被外风袭入经络，渐传入里，其患寒热交作，口噤咬牙，角弓反张，口吐涎沫，入阴则身凉自汗，伤处反为平陷如故，其毒内收矣。"本证发病，寒热交作，牙关紧闭，甚则发痉，角弓反张，项强，畏见光亮，全身抽动，脉弦，舌缩。辨证：金疮损伤，流血过多，风邪侵袭，传入经络。治法：开窍祛风。方剂：玉真散。

附记

破伤风，属外科治疗范围，内科很难遇及此病。目前由于破伤风抗毒素的应用，外科亦少见此病。本市某医院急诊室备制有“破伤风一号”，凡遇外伤出血者，首先注射一针，连续三天，以防感染。据报道云：曾注射数百例，无一例破伤风发作者。“破伤风一号”即中药防风、白芷制剂。

（十八）紫癜风

紫癜风，由全身皮肤出现紫癜（斑）而得名。本病在秦汉时代称为“肌衄”，隋唐时代称为“斑毒”，明清时代称为“紫斑”。《外科正宗》有“紫白癜风”的记载，说：“紫白癜风乃一体二种，紫因血滞，白因气滞，总由热体风湿所侵，凝滞毛孔，气血不行所致。”（《外科正宗·紫白癜风》）本病多为风湿热毒，淫于肌肤，迫血妄行，现于皮表。其证为四肢胸腹出现紫癜，先红后紫，或痒或痛，有的出现水疱化脓，颜面苍白，脉沉细，舌淡有瘀斑。常见病为过敏性紫癜、血小板减少性紫癜。辨证：风热内侵，迫血妄行。治法：活血祛风。方剂：加味桃红四物汤、犀角地黄汤。

附：病案

吴某某，女性，38 岁。

一周前左下肢有一片发痒，抓之出现一片红色斑点，继之变为紫色，成片成团。右下肢、胸腹部、上肢亦陆续发现。乃急赴市某医院检查：血小板计数和凝血时间均在正常范围，大便潜血试验阳性，小便有少许红细胞和蛋白。诊断为过敏性紫癜。虽经治疗，病情反而增甚，乃转用中药治疗。诊察：脉沉细数，舌暗有瘀斑，苔薄黄，精神不佳，下肢紫癜成片，上肢较少。辨证：风湿热毒，迫血妄行，瘀滞肌肤。治法：疏风清热，凉血化瘀。处方：

玄参10克　赤白芍各10克　丹皮10克　生地10克　当归10克　桃仁6克　红花6克　紫草10克　川芎6克　银花10克　连翘10克　地肤子10克　防风10克　（5剂）

二诊：服完五剂，上肢及胸腹部紫癜消失，皮肤色素沉着，下肢如前，但不痒。再用原方五剂。

三诊：下肢紫癜，基本消退，但遗留少许色素沉着。原方再予五剂。

注：患者服药至二十剂，紫癜全部消失，但精神仍差，面色淡黄，脉沉细，再以归脾丸调理之。

（十九）鹤膝风

鹤膝风，以膝盖粗大，两胫细小，形同鹤膝而得名，喻嘉言《医门法律·中风门》说："鹤膝风者，即风寒湿之痹于膝者也，如膝骨日大，上下肌肉日枯细者，且未可治其膝，先养气血，俾肌肉渐荣，后治其膝可也。"林珮琴《类证治裁·鹤膝风》说："膝者，筋之府，屈伸不利，两膝壅肿，内外皆痛，腿细膝粗，如鹤之膝，是名鹤膝风。"此病多由气血虚，筋脉失养，风邪入于筋府，气血不荣腿胫肌肉而被壅滞于膝也。证见两膝屈伸不利，膝部壅肿，下肢瘦弱而长，腿细膝粗，形同鹤膝，内外皆痛，形体消瘦，有时低热，脉多细数，舌暗红。常见病为膝关节结核、类风湿性关节炎。辨证：血虚气弱，风邪入于筋府。治法：益血祛风。方剂：大防风汤。

一妇人发热口干，月经不调，半载后，肢体倦怠，二膝肿痛，作足三阴血虚火燥治之。用六味地黄丸，两月余，形体渐健，饮食渐进，膝肿渐消，半载而痊。

（二十）麻风

麻风，古称疠风，谓其有毒之风，凶厉暴悍。《内经》称“大风”。《诸病源候论》称“癞风”。张景岳称“麻风”，因其患者“麻木不仁”也。《类证治裁·疠风》说：“疠风，恶疾也，俗名大麻风……盖中天地间一种风毒疠气，淫于脏腑骨髓，注于经络肢节，久而后发，亦有骨肉传染而得者。”本病发生，由于体虚感受疠气（风、湿、虫）而成。或烈日曝晒，或雾露风雨之气所侵，或浴后受凉，或久卧湿地，或接触患者，或家族相传。其证皮肉顽麻，身面疙瘩，眉落发脱，痒痛腐溃，渐至目红鼻赤，四肢挛缩，或肢节脱落。辨证：疠气内侵，营卫不行，内外薰蒸，内损五脏，外溃肢节。治法：祛风化湿，补气益血。方剂：万灵丹、养真丹。

附：林珮琴《类证治裁》医案

服叔：传染毒疠，由足趾麻木，渐至肌肉不仁，身发红晕，常服京口专门治风丸散，大率泻毒品味，如苦参丸、必胜散等类。初服大便日三四行，红晕虽退而精神日削，缠绵数载，眉脱眼斜。余谓驱毒宜兼补元，否则正气陷下，邪毒留滞，非治法矣。用八珍丸料加制首乌、生杜仲、炙黄芪、蒸牛膝、玉竹、天麻、独活、秦艽、威灵仙、乳香、没药，蜜丸，兼服酒药；用白花蛇、穿山甲、松节、金毛狗脊、威灵仙、桑寄生、苦参、丹参、当归、玉竹、木瓜、桂枝、浸煮，温服一料。精神稍复，痹痛亦定。后仍服京口丸散，便泻食减，筋挛肉腐，卒成不救。

七、有关问题的讨论

（一）关于以风作病名问题

临床常见的以风作病名的除上述二十种外，各科还有很多风病，兹不拟一一赘述。细究古人为何以风立为病名，其理由可能有下列几点：①根据“风善行而数变”而定名。如风性善动，故多动者，以风名之，如羊痫风、惊风、暑风。风性善变，故多变者，以风名之，如中风、破伤风等。②风性向上，故头面目病，多以风名之，如头风、喉风、风火等。③风性散郁于肌表，故皮表病多以风名之，如风疹、紫癜风、麻风等。④风为时令主气，感四时不正之气而致病者，多以风名之，如伤风、风热、风燥、风湿、风温等。根据上述，可以概括为动、厥、痛、肿、痒、麻、寒、热等，均与风有联系。“故风者，百病之长也”。风既可为病因，亦为病机、证象和病名。

（二）关于“食物生风”问题

“食物生风”，农村多有传说，古籍却很少记载，但临床确有食物可以生风的事实。常见有鱼、虾、蟹、鸡肉等生风。例如有皮肤过敏的人，吃了鱼、虾、蟹之后，皮肤容易出现痒疹或风疹，如已有风疹患者，吃了鱼、虾、蟹之后风疹加重，因此有风疹禁食鱼、虾、蟹的说法，书籍亦有记载。其原因是鱼、虾、蟹含有丰富的异种蛋白，多食易使人体过敏。祖国医学认为：鱼、虾、蟹性味腥燥，燥生热，热则生风。又如农村有吃鸡肉、喝鸡汤能令人中风的传说，其原因是鸡肉性温（特别是公鸡性燥），能升阳助火，年岁较大的人，尤其是阴虚阳旺体质的人，应慎吃鸡肉，吃后易使气血上逆于脑，使人薄厥。如高血压患者，吃鸡肉后，就有可能发生中风。笔者曾目睹食鸡汤而卒中者。民间有“上午吃鸡，下午去归”（指出现中风危候）的传说。这些也许是“食物生风”说法产生的理由。

（三）关于风与“过敏”的关系问题

祖国医学并无“过敏”一词，但“风证”往往牵涉到很多过敏性疾病，值得我们探讨。临床所见：如伤风与过敏性鼻炎，头风与神经性头痛，风泻与过敏性肠炎，风疹与荨麻疹，紫癜风与过敏性紫癜，风水与变态反应性肾炎等，名虽不同，其症则一，其治毫无二致。风善行而数变，变化之速，与过敏性疾病病理变化完全相同。许多过敏性疾病，中医以风名之，其理恰当，按风病治疗，取效迅速。因此研究风证，为今后研究和治疗过敏性疾病开辟了新的途径。

（四）关于风药特性问题

常用的风药有数十种，主要用于熄风、疏风、散风、祛风等。如熄风的有天麻、钩藤，疏风的有桑叶、杭菊，散风的有羌活、防风，祛风的有蜈蚣、全蝎。

风药具有一定的特性，如：①风药多味辛，性宣散走窜，可以散邪、搜风、透关节、通窍；②风药多升，能升阳散火，引药上升；③风药多燥，有燥湿作用，多用会伤津耗液；④风药性味有辛凉、辛热之分，如薄荷、桑叶、菊花性味辛凉，荆芥、防风、羌活性味辛温；⑤风药各有不同归经，如羌活入太阳经，白芷入阳明经，柴胡入少阳经，细辛入少阴经等;⑥植物风药与虫类风药所走途径不同,如荆芥、防风、羌活、柴胡均走表、向上,蜈蚣、全蝎、僵蚕、地龙均走经络、向里。这些均值得我们进一步探讨。

(五)关于抽风与风药的应用问题

抽风是抽搐、痉挛的俗称,制止抽风,必须使用风药,如果使用植物风药止痉,如羌、独、荆、防是不能达到预期目的的,因上述风药容易发汗,反使汗多亡液,而导致抽搐增剧,因此必须使用动物风药,如蜈蚣、全蝎、地龙等,及龙骨、牡蛎、龟板、鳖甲等咸寒养阴之品,和矿物性药物,如磁石、代赭石、石决明等重镇之品,才能达到预期目的。

临床遇到的抽风,不能一律作风治。例如:暑风以清暑为主,惊风以清热为主,羊痫风以涤痰为主。中风的治法,争论更大,如河间主火,东垣主气,丹溪主痰,各执己见。张景岳确立非风论,王清任主张气虚血瘀并存,可见在金元以后,医家对中风基本未作风治,仅仅病名未改而已,在某些方剂中仍保留有风药,如钩藤、地龙、天麻等。

第二章 火 证 论

一、火与火证基本概念

火是一种自然现象，是物质燃烧时放出的光焰。自远古时代劳动人民发明钻木取火的方法后，火逐渐成为人类生活中必需的物质之一。火是能源，火是动力。

火为“五行”之一，是自然界五大物质元素之一，它既有益于人类，亦会给人类带来灾害，如水能浮舟，亦能覆舟一样，火能益人，亦能伤人。

祖国医学应用五行学说说明人体脏腑生理、病理的关系与联系。因而火在生理、病理理论中，也居重要地位。火在人体是看不见摸不着的，而其生理、病理的表现却是历历可数，比比皆是。它既是机体的能源和动力，亦能成为危害机体的致病因素。

生理方面的火：包括少火、君火、相火、命门之火。真阳、元阳亦属于火的范畴。皆是维系机体生命活动的动力。

病理方面的火：包括病因六淫之一的火邪和病理性的各种机能亢进的表现，如阴火、阳火、虚火、实火、脏腑之火、五志之火、六淫化火、气有余便是火等。火与热异名而同类，热者火之渐，火者热之极。《内经》病机十九条中属于热者有四条，属于火者有五条。说明火在病理病机方面极为重要。

因火而导致的疾病，称为“火证”。也包括某些“热证”化火。临床火证以五脏火为多见。五脏火与五志火又相互联系。如怵惕思虑则心火盛，醉饱则胃火动，恚怒则肝火升，悲哀动中则肺火动，房室不节则肾火起。常见的火证有“头火”、“火眼”、“火牙”、“火泻”等十余种疾病。

治疗“火证”的方法：泻火或降火。

二、历代医家论火

《内经》对火的论述颇多，历代医学家在《内经》论火基础上，大有发挥。

汉代张仲景对“火”的论治，如《伤寒论》说：“太阳病中风，以火劫发汗。邪风被火热，血气流溢，失其常度。两阳相熏灼，其身发黄。阳盛则欲衄……小便利者，其人可治。”(第111条)“脉浮数，热甚而反灸之，此为实。实以虚治，因火而动，必咽燥吐血。”(第115条)《金匮要略·肺痿肺痈咳嗽上气病脉证治》说：“大(注家认为火之误)逆上气，咽喉不利，止逆下气，麦门冬汤主之。”

金·李东垣发挥火的理论，创“治阴火”法则。他说：“若饮食失节，寒温不适，则脾胃乃伤；若怒忧恐，损耗元气。既脾胃气衰，元气不足，而心火独盛。心火者，阴火也，起于下焦，其系于心，心不主令，相火代之；相火，下焦包络之火，元气之贼也。火与元气不两立，一胜则一负。脾胃气虚，则下流于肾，阴火得以乘其土位……然则奈何？惟当以辛甘温之剂，补其中而升其阳，甘寒以泻其火则愈矣。”(《脾胃论·饮食劳倦所伤始为热中论》李氏在这些理论基础指导下，创制了补中益气汤。

元·朱丹溪对邪火亢盛而阴精不足之证，常用降火之剂，反对滥用辛燥，而对阴虚火盛，又反对乱用寒凉。他说："阴虚火动难治。火郁当发，看何经。轻者可降，重者则从其性而升之。实火可泻，黄连解毒之类；虚火可补。小便降火最速。凡气有余便是火，不足者是气虚。火急甚重者，必缓之以生甘草，兼泻兼缓，参术亦可。人壮气实火盛癫狂者，可用正治，或硝黄冰水之类。人虚火盛狂者，以生姜汤与之，若投冰水正治，立死。有补阴即火自降，炒黄柏、生地黄之类。凡火盛者，不可骤用凉药，必兼温散。"(《丹溪心法·火》)说明丹溪辨证用药，正治反治，自有权衡。

明·张景岳在其《景岳全书·杂证谟》中设有"火证"篇，该篇曰："火为热病，是固然矣，然火得其正，即为阳气，此火之不可无，亦不可衰，衰则阳气之虚也。火失其正，是以邪热，此火之不可有，尤不可甚，甚则真阴伤败也。然阳以元气言，火以病气言……矧如火证悉具，而犹有虚实之殊，真假之异，其可不为详辨乎……火之为病，病之标耳。洗之涤之，又何难哉。惟虚火之病，则本于元气，元气既虚，而再攻其火，非挺即刃矣。是以诸病之杀人，而尤惟火病为最者，正以凡火未必杀人，而以虚作实，则无不杀之矣，不忍见也。""实火宜泻，虚火宜补，固其法也。然虚中有实者，治宜以补为主，而不得不兼乎清……若实中有虚者，治宜以清为主，而酌兼乎补……。"其中虚火、实火的治疗大法，为后世作出了楷模。

明·虞抟在其名著《医学正传·火热》中说："心为君火，而又有相火寄于肝肾二脏，即《内经》一水不能胜二火也。五性之火，为物所感而动，即《内经》一水不能胜五火也。夫五行之理，天人所同，知乎此，则造化阴阳，洞明于胸臆之间，又能灼知其火邪之虚实，或补或泻，用药以平之，则愈疾之功，如射之中鹄矣。”虞氏并举出朱丹溪治火法 21 条，作为他的临床应用法则。

清·林珮琴在《类证治裁》中辟有火证论治篇，他说：“风寒暑湿燥皆外因，惟火多属内因。经言壮火食气，少火生气。注谓：火在丹田之下为少火，少火则生气，是为真火；火离丹田而上为壮火，壮火则食气，是为邪火。然有实火、虚火、郁火、阴火、五脏六腑火、游行不归经之火。”林氏并在论治时，举出了治疗各种火邪的方法。

近代张锡纯畅论火不归原治法，他说：“下焦之火为先天之元阳，生于气海之元气。盖就其能撑持全身论，则为元气，就其能温暖全身论，则为元阳。此气海之元阳，为人生命之本源。无论阴火、阳火之火，皆于此肇基……下焦之火，仍当属于气海之元阳。论下焦之火上窜不归原，亦气海元阳之浮越也。然其病浑名火不归原，其病因原有数端，治法各有所宜。”（《医学衷中参西录·论火不归原治法》）张氏在书中引证五种不同的火不归原证候，同时列有五种不同的治法，使火不归原理论，更能切合临床。

三、火的生理功能

火在机体生理功能方面，具有极其重要的作用。火性属阳，象征着升发、亢进、激动、兴奋、热烈等现象。生理上的火称真阳、元阳，起着腐熟水谷、化生精血、推动血运、摄养繁殖等作用。但只能在“阴平阳秘”情况下，火才能发挥应有的生理功能。

(一) 壮火与少火

壮火与少火，语出《内经》。如《素问·阴阳应象大论》说：“壮火之气衰，少火之气壮，壮火食气，气食少火，壮火散气，少火生气。”意思是说壮火是耗气的，少火是益气的。东垣解释说：“所以少火之火，无物不生，壮火之火，无物不耗，可见少与壮，势不两立，一胜一负，故壮火为元气之贼。”

少火为奉养机体的阳气，人之所以能生存，必赖阳气的温煦运行，才能熟腐水谷，化生精微，以营养四肢百骸。说明少火为正常生养之火。动则生阳，动之太过，则成壮火。壮火成为亢阳，对机体有害。

张景岳说：“火，天地之阳气也。天非此火，不能生物，人非此火，不能有生，故万物之生，皆由阳气。但阳和之火则生物，亢烈之火反害物。故火太过则气反衰，火和平则气乃壮。壮火散气，故云食气，犹言火食此气也。少火生气，故云食火，犹言气食此火也。”说明人与自然不能无少火(阳气)，但亢烈之火也能给人带来疾病。徐灵胎也说：“火壮则元气衰”。可以这样理解，壮火实为邪火、贼火，李东垣所说“火为元气之贼”，就是指壮火而言。

(二) 君火与相火(龙雷之火)

君火与相火，首见于《内经》。如《素问·天元纪大论》说：“君火以明，相火以位”。君火指心火，从“心者，君主之官，神明出焉”而言。心君主神明，故曰以明。相火指寄于肝肾之火，为主之相，位于主侧，故曰以位。君相二火，相互配合，以温养脏腑。相火过旺，即为“龙雷之火”。

朱丹溪专著《格致余论》，解析颇详。他说：“火内阴而外阳，主乎动者也，故凡动皆属火。以名而言，形气相生，配于五行，故谓之君。以位而言，生于虚无，守位禀命，因其动而可见，故谓之相。”所谓“生于虚无”，即言人体内无可供燃烧之火，但在生理活动或病理变化时，随时都有火的象征。这正是“因其动而可见”的征验。他又说：“天主生物，故恒于动，人有此生，亦恒于动。其所以恒于动，皆相火之为也。”可见朱氏所指的相火，属于机体功能活动，他认为相火妄动为贼邪，并引证了李东垣关于“相火者，下焦包络之火，元气之贼也”的论述，来论证他自己的论点。

关于龙雷之火，前贤有较明确的论述。如林珮琴说：“经曰：一水不能胜二火。二火，君火、相火也。心为君火（心主藏神，属阳），在天为太阳之火。相火附于肝肾（代君行气，属阴），在地为龙雷之火。心火过亢，可以寒凉正治，如天上太阳火，人感之而伤热中暍，亦可以凉水苦寒解。若龙蟠于海，雷伏于地。木火中之焰也，秋后则蛰，随阳而升，得雨益炽，此不可以水灭矣。人身命门，相火、龙火也，少阳相火，雷火也。龙雷相附。”

沈金鳌亦说：“是谓龙雷，无故则不现，虽激之亦不起，惟水涸木枯，气逆血沸，则势将焚巢燎原而不可止，此火若起，则反君灭相，岂君相治平之火乎。”

李士材亦说：“相火有二：乃肾与肝。肾应北方壬癸，于卦为坎，于象为龙，龙潜海底，龙起而火随之。肝应东方甲乙，于卦为震，于象为雷，雷藏泽中，雷起而火随之。泽也，海也，莫非水也，莫非下也，故曰乙癸同源。”

可以理解：肝肾相火本为生命动气，相火过旺，则为龙雷之火。“亢则害，承乃制”，必须“壮水制阳”，使龙雷有水潜藏，则相火将成为长久的生命动力，常用不衰。

（三）命门火

对于命门的定位，历代医家有些争论。如《难经·三十六难》说：“肾两者，非皆肾也，其左者为肾，右者为命门。命门者，诸神精之所舍，元气之所系。故男子以藏精，女子以系胞，故知肾有一也。”张景岳《类经附翼》则认为：“两肾皆属命门。故命门者，为水火之府，为阴阳之宅”，“命门之火，谓之元气，命门之水，谓之元精”。后世医家，对命门还有多种看法，但总的来说：肾与命门，基本是统一的，肾阴也就是元精，它是生命的基本物质，肾阳也就是命火，是生命的根本动力。

张景岳在《类经附翼》中又说：“天之大宝，只此一丸红日；人之大宝，只此一息真阳。”“五脏之阴气，非此不能滋，五脏之阳气，非此不能发。”陈士铎亦说：“心得命门，神明有主，始可应物。肝得命门而谋虑。胆得命门而决断……无不借命门之火以温养也。”

吴鹤皋说：“凡人之身有真火焉。寄于右肾，行于三焦，所以温百骸，养脏腑，充九窍者，皆此火也。为万物之父，天非此火，不能生物，人非此火，不能有生。”赵献可说：“命门为十二经之主。”他将命门之火，譬如走马灯中之火。故他说：“拜者，舞者，飞者，走者，无一不具，其中唯是一火耳。火旺则动速，火微则动缓，火熄则寂然不动。”从而说明命门火的作用。人体有一分命火，便有一分生机。

综上所述，相火与命火，同出于肾，因而有谓“相火即命火，命火主相火”之说。作者认为：相火出于肾阴，命门主于肾阳。肾阴不足，则相火偏旺。肾阳不振，则命门火衰。因此，相火居于肾阴，如龙雷潜于水中。命门源于肾阳，如真火燃于炉内。

四、火的病理特点

病理中的火邪，名称颇多，如阴火、阳火、虚火、实火、脏腑之火、五志之火、六淫化火等。

火是六淫之一，温热、暑热、燥热等，均属火的范畴。风、寒、湿邪均能化火。火性属阳，症象表现均为热性。

火能燔灼脏腑，消铄津液。一般的火证表现有：壮热、心烦、口渴、咽痛、面赤、目红、脉数、舌红、苔黄等。其它如疮疡、痈毒、红肿焮热之证，则属火毒，为火之甚者。

火性炎上，每多上犯心神，如《素问·至真要大论》病机十九条，涉及火而与心神有关的，如“诸热瞀瘈”、“诸躁狂越”、“诸禁鼓慄，如丧神守”、“诸逆冲上”、“诸病胕肿，疼酸惊骇”、“诸转反戾，水液浑浊”等，都与精神、神经疾患有联系，而又皆属于火。另外属于脾胃有热的病机，如“诸腹胀大”、“诸病有声，鼓之如鼓”、“诸呕吐酸，暴注下迫”等。从而说明病机十九条，属于火（热）邪的有九条。如果算上刘完素、喻昌补充的“诸涩枯涸，干劲皴揭，皆属于燥”，则火、热、燥为害的病机，占了全部病机的一半。

五脏之火与五志之火，是相互联系、互为因果的。如操劳过度，怵惕思虑，则火起于心。欲念过度，房劳不节，则火起于肾，亦称相火妄动。情志不适，郁怒伤肝，则肝火上炎。膏粱厚味，饥饱失常，则脾胃之火内蕴。悲哀动中，久咳气耗，则火起于肺。如沈金鳌说："饥饱胃火动，恚怒肝火动，悲哀肺火动，房劳肾火动，心火能自焚，是五脏又皆有火也。"

六淫化火：风、寒、暑、湿、燥等五气，在一定条件下，都有化火的可能。如高热病中所出现的两目直视、四肢抽搐、角弓反张等证象，就是风火相煽的结果。中暑心烦面赤，身热大汗，口渴不止，就是暑邪化火所致。温热病后期，郁热化火，耗灼津液，则出现唇焦舌燥、神昏谵语等证象。燥气化火，熏灼肺金，则出现咳嗽、咳血、咯血等证象。伤寒后期，出现的舌绛、心烦、咽痛、不得眠者，是由于寒邪化火所致。这就是五气化火的病理变化。

"气有余便是火"，语出朱丹溪。气有余系指阳气偏盛，由于阴气不足，而致阳气偏亢。虚火上升，是肾阴不足，导致心火偏旺。也可由某一脏腑功能失调，致使阳气郁结化火，例如肝郁化火。故谓"气有余便是火"。

对于虚火与实火，程钟龄在所著《医学心悟·火字解》中，赞同朱丹溪火以虚实二字括之，他说："夫实火者，六淫之邪，饮食之伤，自外而入，势犹贼也。虚火者，七情色欲，劳役耗神，自内而发，势犹子也。"因此程氏把实火称之为外火、贼火，把虚火称之为内火、子火。

阳火与阴火：病理变化中的火邪，可以统分为阳火与阴火两大类。凡实火、贼火、壮火，统称为阳火；虚火、子火、相火，统称为阴火。五脏之火、五志之火、六淫化火、气有余便是火等，统在其中矣。

阳火的病理：①岁运太过：当年火运太过，气候久旱，火淫于内。②六淫化火:风、寒、暑、湿、燥侵于人体,日久成郁,郁久化火。③饮食失节:饮食太过,膏粱厚味,嗜酒和煎焞之物,皆能积热化火。④高温作业,烈日之下,锅炉之旁,火邪煎熬,津液耗伤,火毒内炽。

阴火的病理:①胃阴不足:饮食劳伤,损伤胃阴,胃阴虚而生内热。②阴虚火盛:肾水不足,而致肝失滋养,木郁化火,或心火上炎。③阴盛逼阳:火之不藏,由于火气极虚,水寒极盛,逼其火外越,正如赵养葵说:"平日不能节欲,以致命门火衰,肾中阴盛,龙火无藏身之位,故游于上而不归。"④肝气抑郁:肝郁化火多为情志不随,火从内生,因肝木喜条达,若情志抑郁,神气不畅,则气郁化火。

五、火证治疗原则

火证是指火盛而导致的疾病。治疗的原则是泻火、降火。

泻火法:主要是指清火、清热、清阳、泻火。是用寒凉药治疗热证、火证,亦即八法中的"清法"。火热之证有气分、血分、实热、虚热之分,腑脏偏胜之殊。清法又有甘寒清阳、苦寒泻火之异。阴虚阳旺则出现头昏,口苦,唇舌干燥,心烦不寐,面红耳赤,咽喉干痛。治以育阴清阳。方用资生清阳汤。若阳明热盛,发热不退,口干舌燥,烦渴引饮,脉洪数,舌红苔黄。治以清气凉营。方用白虎汤、清营汤。若热毒内攻,火邪蕴积,出现疮疡肿痛,溃烂流脓,脉数,苔黄。治以泻火解毒。方用黄连解毒汤、仙方活命饮。

降火法:主要是攻下降火,亦即八法中之"下法"。阳明腑实,热邪久羁,神昏谵语,出现痞、满、燥、实、坚的症象。或热结旁流，或内热炽盛，脉沉数，舌赤，苔焦黄起芒刺。治法：降火通便，荡涤实热。方剂：大承气汤、小承气汤、凉膈散。

六、五脏（五志）火临床特征及辨证论治

临床的火证以五脏火为多见，而五脏火又往往与五志火相关联，因此，五脏火与五志火的临床特征及其辨证论治，应同时讨论。

（一）心火

通常生理的心火称君火。系指维持心脏正常活动的功能。病理的心火存在有余及不足两个方面。心火不足，临床称为心阳不振，由于思虑伤神，劳心过度，心气不足所致。其特征为心悸、气喘、心痛、胸闷、脉细弱、舌淡苔白。治法：补心温阳。方剂：栝蒌薤白半夏汤、小建中汤。心火有余则暴盛，有因本经自病，或因肝木化火上炎，或因肾水不足，水不济火所致。其特征为口苦、口舌糜烂、心烦神乱、失眠多梦，或狂躁不知人，或骂詈不避亲疏。心热移于小肠，则尿频、尿赤、尿急、尿痛，脉弦细数，舌赤苔黄。常见病为口腔糜烂、精神分裂症、泌尿系感染。治法与方药：清心泻火用泻心汤，泻火开窍用生铁落饮，清心利尿用导赤散。

附：心热移于小肠案

王某某，女，42岁。

患者因工作劳累后，小便淋沥涩痛有两周，口苦，口干，舌尖刺痛，小便不畅，尿急，尿频，尿道刺痛，白带多而黄白杂下，在某医院检查小便结果：红细胞（++），白细胞

(++),脓细胞(+++)。诊断为急性泌尿道感染。用呋喃坦啶和四环素治疗,效果不显,乃转中医治疗。诊察:脉弦细,舌赤,苔黄。辨证:心火暴盛,热移小肠。病属热淋。治法:清心利尿。处方:

生地15克 竹叶10克 通草10克 生甘草10克 牛膝10克 茅根30克 莲心10克 灯芯3扎 琥珀末6克 黄芩10克 车前子10克 (3剂)

二诊:服前方后,舌尖已不痛,小便能畅通,尿道不痛,脉弦细,舌红,苔薄黄。仍按原方再进三剂。

注:小便淋痛,本属下焦疾病,中医辨证从心论治,此为祖国医学特点。本案服泻心利尿剂十二剂后,上述症状全部消失,白带减少,小便检查恢复正常。

(二) 肝火

肝火指肝气亢盛的热象,多因七情过极,肝阳化火或肝经蕴热所致。证见头晕,面红,目赤,口苦,急躁易怒,舌边尖红,脉弦数,甚或昏厥、发狂、呕血等。治法:抑火泄肝用左金丸,抑肝和胃用橘皮竹茹汤,清肝泻火用当归龙荟丸、龙胆泻肝汤,养阴疏肝用一贯煎,泻火宁络用犀角地黄汤。

附:肝火犯目案

刘某某,女性,34岁。

两目红肿疼痛有三日,流泪多眵,畏明羞光,目不敢睁,白珠红赤。曾在某医院检查,诊断为流行性眼结膜炎,要求服中药。诊察:脉弦细数,舌红,苔黄,眼睑红肿,巩膜红丝遮睛,不敢启目,多泪,畏见灯光。辨证:肝火过旺,上冲于目。治法:泻肝清目。

龙胆草10克　生地10克　通草10克　车前子10克　泽泻10克　山栀10克　灯芯3扎　杭菊10克　木贼草10克　生甘草8克　丹皮10克　蝉蜕6克　当归10克　（3剂）

二诊：服药三剂，两目顿觉清爽，现已不痛，红肿亦渐退，舌脉同前。仍守原方3剂。

注：肝开窍于目，两目红赤，应属肝火。本案服泻肝火、清目凉血药六天后，两目红肿消退，诸症均愈，无任何不适，说明辨证论治的优越性。

（三）脾（胃）火

脾火证候多同胃火，由于热邪犯胃，或过食煎炒炙煿，以致胃中燥热化火。

脾（胃）火，起源于饮食失节的，由于膏粱厚味、煎煿之物，灼伤津液，热结肠胃，其特征为烦渴引饮，牙龈腐烂，消谷善饥；起源于伤寒温病的，其特征为病在阳明腑证，胃家实，大便硬结，神昏谵妄。（以上皆为实热。）脾（胃）火，起源于情绪不佳，思虑过度，火郁于脾的，其特征口唇干燥，烦渴易饥；起源于病后，久热伤阴，或饮食、药物耗伤胃阴津的，其特征食纳少思，懒言乏力，渴喜热饮，胃中灼痛。（以上皆为虚热。）治法：清胃泻热用清胃散，攻里通便用大承气汤，清脾泻火用泻黄散，养阴益胃用叶天士养胃方、香砂益胃汤。

附：阳明热结案

邝某某，男性，28岁。

患者发热有十余日，反复不退，大便五日未解，腹中胀满，心烦失眠，口咽干燥，渴思凉饮，溱溱汗出，午后高烧，T 39.8℃，有时谵妄，脉沉数，苔黄厚，舌赤。化验检查：白细胞 8,500/mm^3，中性 60%。辨证：热蓄阳明。治法：通便泄热，釜底抽薪。

川军 10 克(后下)　元明粉 15 克(后下)　厚朴 10 克　枳实 10 克　甘草 8 克　芦根 30 克　连翘 10 克　知母 10 克　炒山栀 10 克　生石膏 30 克　(2 剂)

二诊：服完第一剂，晚间即解结粪五六枚，解后能安睡片刻，体温有所下降，第二天继服一剂，晚间又解大便一次，结溏各半，腹胀若失。今早体温正常，脉沉细，舌红，苔薄黄。辨证：结粪已去，热随便解，邪祛正虚，不宜再攻，以清肺胃法善其后。

沙参 15 克　麦冬 15 克　玉竹 15 克　生地 10 克　芦根 30 克　甘草 8 克　花粉 10 克　绿豆衣 10 克　菊花 10 克　山药 15 克　西洋参 6 克(另煎)　桑叶 10 克　(3 剂)

注：热结阳明，邪已化火，大便燥结，津液耗伤，急宜釜底抽薪，否则必致燎原之势。本案服承气两剂，大便一通，邪去正安，病乃告愈。

(四) 肺火

肺火往往来自肝木，肝木过旺化火，火能克金，肺最畏火。岁运燥火司令，肺先受邪，六淫入肺，久则皆易化燥，肺为娇脏，喜润而恶燥。

肝木化火刑金，多见咳嗽带血，或咯血不止，鼻衄，口苦咽干。燥邪入肺，灼伤津液，则干咳少痰，或咳痰黄稠，或痰中夹血。六淫侵肺，痰热内阻，则咳唾稠浊痰，发热胸痛，或唾痰带脓血腥臭。肾水不足，肺阴受损，虚火上炎，则咳痰不止，潮热盗汗等，肺脉多细数，舌红，苔薄黄。常见病为肺炎、肺结核、肺脓疡、鼻出血。治法：抑肝泻肺用泻白散合黛蛤散，清燥救肺用清燥救肺汤，清热泻肺用千金苇茎汤，滋阴补肺用补肺阿胶汤、拯阴理劳汤。

附：木火刑金案

朱某某，女性，42岁。

患者以往有咯血史，每届冬春季即发，被某医院诊断为支气管扩张。今年冬季经常咳嗽，并未发病。立春以后，气候较温，突然咯血，连续三天未止，口干咽燥，两胁作痛，睡不安寐，心烦易怒。诊察：脉弦细，舌暗红，苔薄黄。辨证：肝木主升，及春而发，木郁化火，火旺刑金。治法：抑肝泻肺宁络。

桑白皮10克　地骨皮10克　甘草8克　黄芩10克　麦冬10克　茅根30克　牛膝10克　仙鹤草10克　芦根30克　白及10克　杏仁10克　板蓝根10克　（3剂）

二诊：服前方后，咯血已止，但口咽仍干燥，两胁作痛，舌脉同前，再以原方五剂。

注：肝木过旺，木火刑金，是咯血的主要原因之一。本例素为阴虚体质，春令刚至，木发太过，肺失清润，血不安宁，故易发病。但服中药后，咯血即止，体现辨证论治之殊功。

（五）肾火

肾为水火之脏，藏真阴而寓真阳，内藏二火（即相火及命门火）。古人认为“一水不能胜二火”，是指君相二火。作者认为肾主水，是为一水，肾藏相火及命门火，是为二火。肾能阴平阳秘，则二火内藏，精神乃治。肾阴不足，则相火旺，龙雷火起，其特征是颧红唇赤，潮热盗汗，腰脊痠痛，心烦不眠，梦遗滑精，脉沉细，舌红，苔薄黄。治法：滋肾降火用六味地黄丸、知柏地黄丸；温肾补火用四神丸、金匮肾气丸、真武汤。

附：相火过旺案

程某某，男性，27岁。

平日工作繁忙，睡眠欠安，心烦易怒，近来梦遗滑精更频，每周3～4次，口苦咽干，腰脊痠痛，头昏头痛，脉弦数，舌红，苔薄黄。辨证：肾阴不足，相火过旺，火扰精室，精不守舍。治法：育肾泻火，佐以固摄。

知母10克　黄柏10克　生地15克　萸肉10克　山药15克　丹皮10克　云苓10克　金樱子15克　芡实15克　白蒺藜10克　泽泻10克　生龙牡各20克（3剂）

二诊：服前方后，心烦失眠有所好转，遗精亦有减少，舌脉同前，守原方再进五剂。

注：患者一面服药30余剂，一面坚持练气功（小周天）。三个月后追访，患者遗精基本未作，其它症象亦逐步消失。可谓“肾火一平，火证悉除矣”。

七、阳火与阴火临床特征及辨证论治

如前所述，阳火包括实火、贼火、壮火，阴火包括虚火、子火、相火，五脏（五志）之火亦包涵其中。下面分别介绍阳火及阴火的辨证论治。

（一）阳火

上焦火：特征是心烦而躁，口渴，唇舌生疮，小便短赤,少寐多梦,干咳少痰,鼻衄,脉多弦数,舌红,苔薄黄。常见病为口腔溃疡、泌尿系感染、鼻出血、咽炎等。辨证:心肺积热,火犯上焦。治法:清心泻火。方用导赤散、泻心汤。

中焦火:特征是燥渴心烦,便结,口舌糜烂,口臭,胸脘如火灼,消谷善饥,脉数,舌赤,苔焦黄。常见病为口腔炎、胃炎、糖尿病、甲亢。辨证:中焦积热,胃火上炎。治法:凉膈清胃。方用玉女煎、凉膈散。

下焦火:特征是溺血,淋闭,尿道灼痛,尿赤,尿短,尿频,黄赤带下,脉细数,舌赤,苔薄黄。常见病为泌尿系感染、阴道炎。辨证:肝肾火盛,郁热下焦。治法:清肝泻肾。方用:龙胆泻肝汤、知柏地黄汤、八正散。

三焦火:特征是狂躁不安,吐衄,便血,尿血,肌衄,斑疹累累,脉洪数,舌赤,苔黄。常见病为中暑、败血症、流行性出血热。辨证:火毒内盛。治法:清火解毒。方用清瘟败毒饮、犀角地黄汤、泻心汤。

阳明实热:特征是壮热口渴,咽干,便结,体若燔炭,甚则神昏谵妄,脉沉数,苔黄,舌生芒刺。辨证:热蓄阳明。治法:清热通腑。经证用白虎汤,腑证用大承气汤。

肌肤热毒:特征是疮疡肿毒,火疖丹毒,身热便结,脉洪数,舌赤苔黄。常见病为蜂窝织炎、丹毒。辨证:热毒淫于肌表。治法:消肿解毒。方用仙方活命饮。

附:三焦火盛案

钱某某,男性,34 岁。

暑天以后,心烦口渴,口舌糜烂,胸项部疖肿累累,口苦口干,大便燥结,小便短赤,脉沉数,舌赤,苔黄燥。辨证:暑热内蓄,三焦火盛。治法:清火解毒。

生地 15 克　生石膏 30 克　玄参 15 克　黄连 8 克　山栀 10 克　知母 10 克　黄芩 10 克　连翘 10 克　丹皮 10 克　竹叶 10 克　桔梗 10 克　银花 15 克　川军 8 克（3 剂）

二诊：服前方后，烦渴减轻，大便已解，热象有所缓和。仍按原方再进三剂，并加服牛黄解毒片，外敷金黄散，醋调。

三诊：热毒将退，疖肿逐步消散，诸症再减。原方再服三剂，并嘱多吃绿豆汤。

注：暑毒内攻，疖肿外发，热毒弥漫三焦，必须用大剂清火解毒药，才能软疖消肿。本案服药十二剂，加用解毒片，外敷金黄散，半个月后才获痊愈。

（二）阴火

饮食劳倦：特征是头昏心烦，食纳呆滞，口干，唇舌糜烂，胃脘灼痛或胀痛，大便秘结，或大便偏溏，脉细数，舌红，苔薄黄。常见病为萎缩性胃炎、胃及十二指肠溃疡。辨证：劳倦内伤，胃阴虚损。治法：养阴益胃。方用麦门冬汤、香砂益胃汤。如属脾胃气虚，大便偏溏，辨证：阴火乘土。治法：补气升阳。方用补中益气汤。

思虑房劳：特征是头昏，面赤，失眠，遗精，五心烦热，记忆减退，脉细数，舌赤，苔薄黄。常见病为神经衰弱。辨证：肾阴暗耗，血虚火亢。治法：滋阴降火。方用六味地黄丸、左归饮。

肾阴虚极：特征是头昏，肢软，面赤，下肢厥冷，烦躁而渴，甚则昏厥，脉虚大，舌紫，唇青。辨证：阴虚已极，阳无所附，龙雷之火上越。治法：引火归元。方用金匮肾气丸、右归饮。

产后出血或崩漏：特征是口渴，面红，心慌，气短，低热，烦躁不安，睡不安多梦，崩漏不止，脉虚而数，舌淡，苔薄黄。常见病为产后大出血、功能性子宫出血、子宫肌瘤等。辨证：血脱气亡，无根之火外越。治法：养阴救阳。方用独参汤、生脉饮。

虚阳上浮：特征为吐血、咯血、衄血不止，面赤，口干，烦躁不安，脉洪大，舌赤。常见病为肺出血、胃出血等各部大出血。辨证：阴气大伤，阳浮于上。治法：育阴潜阳止血。方用镇阴煎加童便。

附：阴火乘土案

周某某，男性，45 岁。

近年来因工作劳累，常神疲无力，头昏肢软，心烦不寐，食纳呆滞，有时腹泻，口干，口淡，渴不欲饮。曾在某医院诊断为神经衰弱。诊察：脉沉细，舌淡，苔薄白。辨证：劳倦伤脾，阴火乘土。治法：效东垣补中益气法。

黄芪 15 克　白术 10 克　党参 10 克　当归 10 克　炙草 8 克　陈皮 10 克　升麻 8 克　柴胡 8 克　云苓 10 克　枣仁 10 克　生姜 3 片　红枣 5 枚　（5 剂）

二诊：精神饮食均有好转，但睡眠仍差，宗原方加珍珠母 30 克。五剂。

注：患者共门诊四次，服药 30 余剂，诸症逐步好转。但因患者准备住疗养院，笔者建议其一面疗养，一面服药，并坚持保健运动。三个月后，患者来院，据述诸症基本消失，饮食睡眠均正常。系因离职休养，脾胃之气得复，阴火乃伏矣。

八、临床常见火证辨证论治

临床常见的火证颇多，有的以火的证象定病名，有的以火的原因定病名。但在辨证时离不开五脏火（五志火）及阴火、阳火。兹选择常见的火证及其辨证论治举例分述如下。

（一）头火

头火，这是一个通俗的群众语言，把它作为病名，也是恰当的。头为诸阳之首，火出现于头，正是火性炎上之征，肝火亦有出现头火者，但不完全属于肝火。头火是自觉证象，客观上是不易觉察的。头火的主证：自觉头昏、头痛，头顶烘热如火灼，虽冬月仍觉火冲头顶不能戴帽，戴帽则自觉眼鼻冒火。有的头皮发痒，脱发，口苦口干，脉弦数，舌红，苔薄黄。辨证：头为诸阳之首，火性炎上，会于巅顶。治法：滋阴清阳用资生清阳汤，疏风清火用芎芷石膏汤。

附：病案

王某某，男性，52岁。

自述一贯头火重，虽在冬月，头部仍觉火烘感，不能戴帽，头发脱落，出现秃顶，口苦口干，眼、鼻有冒火感，脉弦数，舌赤，苔薄黄。曾去某医院检查，未发现任何疾病。血压130/90mmHg。辨证：阴虚阳旺，头火上冲。治法：育阴清阳。

桑叶 10 克　丹皮 10 克　柴胡 10 克　玄参 15 克　白芍 10 克　白蒺藜 10 克　钩藤 10 克　石斛 10 克　甘菊 10 克　草决明 20 克　生地 15 克　薄荷 3 克　（3 剂）

二诊：服上方后，火气下降，头部清爽，嘱按原方再进三剂。

注：头火与肝阳上亢之肝火上冲，有异有同。所同者，头部烘热相同；所异者，头火作而不休，而肝阳、肝火则时作时止。本例患者，头火始终不变，冬夏一样。服药后数月患者来院说：前方连服四十余剂，头火大有减轻，口苦口干、眼鼻冒火现象基本消失，但仍不敢戴帽。

(二) 火眼

火眼，亦称风火眼，今日俗称红眼。常散在流行。肝开窍于目，火眼有属于肝火的，但通常多为风火上犯于目。火眼的主证：两目红赤肿胀疼痛，多泪多眵，畏光畏风，甚至出现头痛寒热现象，脉浮数，舌赤苔黄。常见病为急性结膜炎。辨证：风火上犯，循肝经入目。治法：疏风清火。方用凉血散火汤。

附：病案

刘某某，女性，28 岁。

患红眼已三日，两目肿痛多泪，畏风，畏光，不能睁眼，脉浮数，舌红，苔薄黄。辨证：风火犯目。治法：疏风清火。处方：

生地 10 克　丹皮 10 克　赤芍 10 克　黄芩 10 克　防风 6 克　荆芥 6 克　当归 10 克　蝉衣 6 克　柴胡 6 克　车前子 10 克　羌活 6 克　(3 剂)

另用洗眼方：

当归尾 10 克　龙胆草 10 克　炉甘石 10 克　胆矾 6 克　明矾 6 克　木贼草 10 克　甘菊 10 克　铜绿 10 克　蝉衣 6 克　(3 剂，煎水熏洗眼睛)

二诊:三日后,两目红退肿消,痛亦减轻,其它症状相继好转。

原方去羌活、柴胡、荆芥,加枸杞 10 克、玄参 10 克、知母 10 克,三剂洗药停用。

注:红眼多属风火,往往互相感染。中医药治疗火眼,效果是很好的。

(三) 火牙

火牙,为风火牙痛之简称。齿者骨之余,龈为胃之络,牙龈为阳明胃经通行之道。胃火上行,则火犯于牙龈。火证的主证:牙痛或齿龈肿痛,或牙齿松动,反复发作,面颊肿痛,口苦,脉数,舌红,苔黄。常见病为牙周炎、牙龈炎。辨证:阳明热盛,循经上犯。治法:清胃泻火。方用玉女煎加玄参、细辛。

附:病案

陆某某,男性,53 岁。

素患牙痛,反复发作,每发则牙龈肿痛,牙齿松动,头亦牵痛,口苦口干,近日又发作三日,不敢进食。牙科医生建议拔牙,患者不从。脉浮数,苔黄。辨证:胃火上犯。治法:清胃泻火。

生石膏 30 克　熟地 15 克　川牛膝 10 克　麦冬 10 克　知母 10 克　细辛 3 克　白芷 10 克　甘菊 10 克　石斛 10 克　忍冬藤 15 克　(3 剂)

二诊:服药后第四天肿消痛止。

注:牙龈腐蚀,部分脱落,容易感染发生肿痛,中医所谓风火上犯。按疏风泻火法治疗,确有效果,但齿龈被蚀,应拔去坏牙为宜。

（四）寒包火

寒包火（亦称寒包热），是群众语言，也是中医病理学名称，意思是指里面有火，外部有寒。所谓火是指体内伏有热邪、暑邪、燥邪。所谓寒是外束风寒。通常指风热感冒、暑感、凉燥等病。证见畏寒发热或发热不寒，头身痛，咳嗽或不咳，口渴，咽痛，尿赤，脉浮数，舌红，苔薄黄。常见病为感冒、流感。辨证：热邪内伏，风寒外束。治法：辛凉透表。方用桑菊饮、银翘散。

附：病案

赵某某，女性，30 岁。

感冒三日，始则微恶寒，继则但热不寒。头身痛，口渴，咽喉痛，鼻塞流涕，咳嗽痰不多。诊察：脉浮数，舌红，苔薄黄。体温 38.9℃。辨证：热邪内伏，风寒外束。治法：疏风清热。处方：

银花 10 克　连翘 10 克　桔梗 8 克　荆芥 8 克　牛蒡子 10 克　薄荷 3 克　竹叶 10 克　甘草 8 克　淡豆豉 10 克　苏叶 8 克　防风 8 克　（2 剂）

二诊：服药后热退，诸症逐步减轻，脉沉细，舌淡红，苔薄黄。寒邪已祛，再清余热。原方去荆芥、防风、苏叶、薄荷，加玄参 15 克、麦冬 10 克、桑叶 10 克、杭菊 10 克，2 剂。

注：寒包火，多见于冬、春两季，我国南北地区均可发病，一般发汗剂无济于事，必须清中有散，辛凉解表，方可立见效果。本剂服药四剂后，病情若失。

（五）火咳

因火而导致的咳嗽，称之为火咳。肺为娇脏，喜润而恶燥，主肃降。火邪、热邪、燥邪，均易侵犯肺金，肺失清润，或风寒化燥生火，肺失清肃。证见久咳不已，干咳少痰，甚至咳血，或唾黄稠痰，口舌干燥，咽喉红痛，脉细数，舌红，苔少。常见病为慢性咽炎、支气管炎、肺结核等。辨证：六淫化火，火邪刑金。治疗：清肺泻火，方用泻白散；养阴清肺，方用桑杏汤。

附：病案

黄某某，女性，45岁。

咳嗽久不愈，干咳少痰，咽痒喉红，口舌干燥，渴喜凉饮。诊察：脉细数，舌赤，苔薄黄。辨证：久咳损阴，肺火内生。治法：清肺止咳。处方：

生地10克　玄参15克　麦冬10克　桔梗10克　甘草8克　黄芩10克　桑白皮10克　杏仁10克　生石膏30克　大贝母10克　沙参15克　梨皮2个　（3剂）

二诊：服前方三剂，咳减，咽干好转，舌脉同前。仍按原方去石膏再给四剂，并嘱兼服雪梨膏以润咽清肺，早晚各服一次。

三诊：咳嗽逐步消失，嘱继服雪梨膏一周，以善其后。

注：肺喜清肃，久咳燥火内生，如加以外来燥火，必然久咳难已，甚至损肺咳血。本案用清润药后，不到两周，咳嗽迅即消失。

（六）火喘

火喘即热喘，多发生于夏秋季节，与肺胃积热有关。哮分寒热，喘分虚实。火喘与热哮、实喘均有联系，因胃有实热，热灼津液，积液成痰，痰火上冲于肺所致。证见遇热则喘，得食则减，食已又喘，气逆喘促多汗，脉多弦数，舌红，苔薄黄。常见病为支气管哮喘、喘息性支气管炎。辨证：火邪内蓄，肺气壅遏，失于宣散，痰气上逆。治法：清火涤痰，宣肺定喘。方用大青龙汤、麻杏石甘汤、定喘汤。

附：病案

汪某，男性，29岁。

近三年来每届夏季则发哮喘，气温高时哮喘犹甚，秋凉后逐步减轻至消失。本年因气温高于往年，故哮喘特甚，痰多不易咳出，气逆喘促，状甚痛苦，此次又发三天。诊察：脉细数，舌红，苔薄黄。听诊：两肺满布哮鸣音。辨证：痰热蓄肺，肺气失宣，痰气上逆。治法：宣肺清热定喘。处方：

麻黄6克　杏仁10克　生石膏30克　甘草8克
款冬花10克　法半夏10克　黄芩10克　桑白皮10克
苏子10克　知母10克　紫菀10克　（2剂）

二诊：服前方后，喘止，痰黄稠量多，乃以清热化痰。守原方去麻黄、款冬花，加竹茹10克、胆星10克，3剂。

三诊：热痰逐步减少，再给原方3剂。

注：哮喘多在冬季发作，气温转暖则不发或少发。少数患者冬寒不发，遇暖则作，则火喘（热哮）是也。亦有因其它因素发作者。本例为热喘，故服宣肺清热定喘药，立可见效，但不能制止不再复发。嘱患者注意保健锻炼，增强抗病能力，可望不再发作。

（七）火泻

火泻，即泄泻而属于火者，亦可称热泻。其中有湿热化火；有暑热内伏；有嗜食炙煿之物，热蓄肠胃，而协热下利；有温热内伏，热结旁流。证见腹痛，腹泻，泻下粘稠物腥臭，便时肛门有灼热感。日三五次或十余次，甚或里急后重，口干口苦，渴而思饮，脉沉数，舌赤，苔干黄或黄腻。常见病为急性肠炎。辨证：肠胃蓄热，协热下注。治法：清热止泻。方用白头翁汤、葛根芩连汤、香连丸。

附：病案

李某某，男性，35 岁。

腹痛腹泻有三日，日五六行，便带腥臭，便后肛门灼热，口干思饮。大便检查：稀便，脓球（卌），红血球（+），有粘液。脉沉数，舌红，苔黄。辨证：热伏于里，协热下利。治法：清热止泻。处方：

秦皮 10 克　黄芩 10 克　黄连 8 克　黄柏 10 克　葛根 10 克　生甘草 8 克　白头翁 10 克　白芍 10 克　马齿苋 10 克　川军 8 克　广木香 10 克　（2 剂）

二诊：腹已不痛，泄泻减轻，口不渴，肛灼消失。治守原方二剂。

注：火泻热利，多发生于秋季，以暑热将去，暑邪内伏所致，与热痢病因、症象有很多相同之处，但痢重而泻较轻，治法亦基本相似。本例服药四剂，诸症很快消失。略加调理而愈。

（八）痰火

痰火，指无形之火与有形之痰煎熬胶结，积滞于肺或颈项、腋下的病症，即所谓“窠囊之痰”。平时可无明显症状。外感或饮食内伤等因素，可以导致发作。证见咳喘烦热，胸痛，口干唇燥，痰不易出，或咳血，或在颈项后有圆形痰核如串珠状，或腋下有结块，其核按之硬，推之不移，脉弦数，舌红苔黄。常见病为肺结核、颈淋巴结核、腋下淋巴结核。辨证：肝郁脾虚，痰火郁结。治法：降火化痰，调肝理脾，软坚散结。方用千金苇茎汤、丹栀逍遥散、消瘰丸。

附：病案

朱某某，女性，48岁。

平日形体消瘦，咳嗽多痰，近半年来左颈突然出现圆形结块数枚，累累如贯珠，按之质软能活动，情绪不佳时则有疼痛感。诊察：脉弦细，舌暗红，苔薄黄微腻。辨证：肝郁化火，脾虚生痰，痰火郁结，阻于经络，成块成核。治法：降火化痰软坚。处方：

丹皮10克　炒山栀10克　柴胡8克　枳实10克　赤芍10克　生甘草8克　玄参10克　生牡蛎20克　昆布10克　大贝10克　夏枯草15克　（5剂）

二诊：病情稳定，患者拟回乡间疗养，嘱按原方服二十剂。

三诊：一月后来复诊，项下结块已消其半，其余均变小变软。因不便服煎剂，乃改用消瘰丸长期服用。

注：痰火内结，大部分均属于结核，也有属于纤维瘤、囊肿者，但服中药有效。本案为颈淋巴结核，服消瘰丸约五个月，并兼服小金丹一个多月，结块全消告愈。

（九）火中

火中，即类中风之一，如刘完素所说："七情过极，五志之火内发，即令人昏倒无知，筋骨不用也。"类中虽有卒然昏倒、人事不省，类似真中风病，但无口眼㖞斜、偏废、不仁不用等症，容易鉴别。火中之证：忽然昏倒，神志不清，头目眩晕，心烦躁扰不安，筋骨不用，脉沉数，舌赤苔黄。常见病为癔病、蛛网膜下腔出血。辨证：五志化火，内迫神明。治法：清心泻火。方用凉膈散、牛黄清心丸。

附：病案

周某某，男性，53岁。

平日性情急躁，动辄发怒，肝火容易激起。一日突然因故暴怒，猝然昏倒，神志不清，躁扰不安，家人唯恐是中风（脑溢血），急送医院检查。诊察：脉弦数，舌暗红，苔薄黄，未现半身瘫痪，口眼无㖞斜，血压140/80mmHg，瞳孔缩小且双侧等大。考虑为蛛网膜下腔出血，因家属拒绝作腰穿，未作脑脊髓液检查。中医辨证：五志化火，内迫神明，为类中风中之"火中"。急用针刺人中、合谷穴。患者有所清醒，第二天逐步清醒，自述头晕头痛，心烦口苦，四肢乏力，不欲动弹，乃处方以牛黄清心丸一合，嘱每服一粒，每日三次。

一周后，头仍昏痛，不能入睡，四肢无力，项强痛，脉弦细，舌暗红，苔薄黄。治以益气化瘀法。处方：

黄芪15克　当归10克　赤芍10克　川芎8克　地龙10克　桃仁8克　红花8克　牛膝10克　杜仲10克　生菖蒲10克

注：患者服前方三十余剂，逐步能起床活动，头痛亦消失，但精神较差，三个月后恢复正常。

（十）火丹

火丹，为心火妄动，三焦风热乘之，淫于肌表的证象。临床有干性、湿性之不同，肤色有红、白之异。干性者，证见皮肤色红，形如云片，上起风粟，作痒作痛，灼热难忍。

辨证：心肝二经之火，淫于肌表。治法：凉心泻肝。方用化斑解毒汤。湿性者，证见皮肤色多黄白，大小不等，流水湿烂疼痛。辨证：肺脾二经湿热壅遏。治法：清肺泻脾。方用除湿胃苓汤。

附：病案

钱某某，男性，27岁。

三日前发现左臀部及左下肢皮肤发红，成片成块，并有疹粒，有灼热感，触之痛，周围瘙痒，范围逐步扩散，脉细数，苔薄黄。辨证：心肝火毒，淫于肌表。治法：解毒清热。

玄参10克　知母10克　生石膏30克　黄连8克
升麻8克　连翘10克　牛蒡子10克　生甘草10克
银花10克　丹皮10克　赤芍10克　（3剂）

二诊：服上方后，红疹范围逐步缩小，痒痛减轻，仍守原方再进三剂。

注：本病为过敏性皮炎，服中药后，很快治愈。无任何不适。

（十一）流火

流火，即丹毒，发于小腿者，亦称流火丹毒。为火邪热毒，未能及时清解，流注于下肢所致。治不彻底，可以反复发作。证见恶寒发热，下肢红肿热痛，近之如火燎，脉沉数，舌赤，苔黄。辨证：六淫化热，火毒流注。治法：清热解毒。方用普济消毒饮、龙胆泻肝汤。

附：病案

王某某，女性，53岁。

以往有丹毒史，近三日来又发作，左膝以下红肿疼痛，继而恶寒发热，红肿处触及如火燎，头痛，全身乏力，脉数，舌赤，苔黄。辨证：火毒流注。治法：清热解毒。处方：

银花 15 克　连翘 10 克　桔梗 10 克　玄参 15 克　牛蒡子 10 克　木瓜 10 克　板蓝根 10 克　升麻 6 克　黄芩 10 克　黄连 8 克　蒲公英 15 克　野菊 10 克　(3 剂)

二诊：寒热已退，红肿疼痛减轻，仍按原方服三剂。

注：丹毒的中西病名基本统一，用中药清热解毒，效果显著，比西药疗效更为优越。

(十二) 火毒

火毒，是泛指一切疮疡肿毒。或由于七情内郁，化火内攻；或由六淫之火毒淫于肌肤；或由膏粱厚味，房室失节，化火生毒。火毒可见于各种疮疡肿毒、痈疽发背，溃烂流脓，甚至恶寒发热，邪毒内陷，脉沉数，舌赤，苔黄。辨证：正气不足，火毒内攻。证分阴阳，阳证易治，阴证险恶。治法：清火解毒。方剂：内疏黄连汤、仙方活命饮。

附：病案

张某某，男性，8 岁。

暑月以后，热毒内攻，头面生疖四五处，大的成痈，肿痛化脓，脉细数，舌暗红，苔黄。辨证：暑邪内攻，火毒溃痛。治法：清火解毒，活血透脓。处方：

黄连 6 克　山栀 10 克　当归 10 克　黄芩 10 克　白芍 10 克　桔梗 8 克　连翘 10 克　川军 8 克　银花 10 克　花粉 10 克　皂刺 8 克　(3 剂)

并嘱外科局部敷药。

二诊：肿痛有所消退，破溃处流出脓液甚多，嘱去外科继续换药。原方加黄芪12克,再进五剂。

注:本例共服药十余剂,换敷药五次,约十余日疖肿全消,溃口愈合。

九、有关问题的讨论

(一)现代医学中关于"火"的概念问题

现代医学理论体系中找不到"火"的概念,但在某些方面存在有"火"的涵意。如"火症",顾名思义,炎字是两个"火"字构成。众所周知,炎症并不等于火证,但认真思考一下,炎症中确有火证存在,如眼炎、舌炎、口腔炎、咽喉炎、皮炎、蜂窝组织炎等病,其中就有火证表现。但绝大部分炎症,并无炎症现象,如心肌炎、肝炎、肾炎、胃炎等,几乎与火证毫无关联。

但在全身各系统功能上,可以找到与火有联系的地方。火性代表兴奋、亢进、热量和能量。例如精神分裂症(狂躁型)患者,为心火暴盛,痰火内结。肠胃功能低下患者,为命门火衰,火不生土。心脏功能不全患者,为君火衰微。若从免疫学来说,机体本身存在的真火、元阳,相当于"抗体",依此可以对外界刺激产生免疫反应。如果元阳不足,则免疫功能低下,从而对疾病缺乏抵抗力。

(二)关于人体"火"的实质问题

天秉五行,人秉五常,天人相应是祖国医学人体内外环境统一学说的基础,离开此说,无以言祖国医学。自然界的火的作用是巨大的。而火在人体的实质是什么呢?可以说:机体的热量、能量就类乎火。人们知道:机体具有保持恒温的机制,将体温维持在37℃左右,这个正常体温，是由大脑中枢控制的，这种温度的维持又必须依赖于食物热量的补充。在外界不良刺激影响下，中枢失去调节作用时，必然会出现体温失常。祖国医学认为体温来自于火，这个火是少火、君火、相火、命火，统称为真阳、元阳。这种火来自于肾，“一点真阳寄坎宫”，机体依赖其维持生命活动，这“一点真阳（火）”依附于肾水（真阴），从而达到阴阳平衡，水火既济，即所谓“阴平阳秘，精神乃治”。如果阴盛阳衰，阴虚阳盛，就会使人生病，甚至可能发展到“阴阳离决，精气乃绝”的地步。

于此可以断言，火的实质是人体根本，火的来源依赖于饮食补充，在阴阳失去平衡的状态下，阳亢（火盛）或阳微（火衰），均是致病的重要因素。

（三）关于温阳补火与滋阴降火问题

王冰说过：“壮水之主，以制阳光，益火之源，以消阴翳。”这一古训，成为调治阴阳水火的基本法则。为了达到阴平阳秘的目的，在阳旺的时候，必须补水以降火，在阳衰情况下，必须温阳以益火。

在温阳与滋阴问题上，固然是“阴病治阳，阳病治阴”。但是调治阴阳，不可偏废，因为疾病往往是阴中有阳，阳中有阴。例如遇有肾阳衰微患者，临床单纯补阳是无济于事的，必须温阳顾阴。如肾气丸有熟地、萸肉，真武汤有白芍，就是阳中有阴，使阳复而阴平。如遇有肾阴虚损患者，临床单纯滋阴是不行的，必须阴中求阳，如六味地黄丸、左归饮均用山药补土生阳，使阴复而阳平，足证古人制方之妙。因而也说明阴阳是统一整体，调治阴阳，就需要阴阳兼顾，不可偏废任何一方。

（四）关于火与风的关系问题

火与风是六气中的二气，同属阳性，二者关系极为密切。在相互转化上，风能化火，火能生风。在相互作用上，风藉火势，火助风威，犹如燃烧之火，藉风力可使火焰迅速蔓延。从而说明火与风在人体是相互为患的病理因素。

例如肾水不足、肝火上犯，必然导致肝风内动，是火能生风的明证。在风邪迫肺的情况下，必然导致肺热内郁，是风能化火的明证。诸肿痛疮疡，均是风火结合危害机体。从而说明临床在治疗肿痛疮疡时，一味泻火是无济于事的，必须疏风清热、疏风散火或疏风降火，始能获效。如银翘散的荆芥、薄荷，普济消毒饮的荆芥、薄荷、僵蚕，仙方活命饮的白芷、防风，皆是清中寓疏的范例。

第三章 痰 证 论

一、痰与痰证基本概念

痰与痰证理论，起始于《内经》。可是《内经》中并无“痰”字，只有“水饮”、“积饮”的记载。如《素问・五常政大论》说：“太阳司天……湿气变物，水饮内蓄，中满不食。”《素问・六元正纪大论》说：“太阴所至，为积饮痞隔。”及至汉代张仲景在《内经》理论的基础上发展出“痰饮”，所著《金匮要略》一书，有“痰饮咳嗽病脉证并治”篇，并分“痰饮”、“溢饮”、“悬饮”、“支饮”四大类，治有四大法、十九方，其中以苓桂术甘汤作为治疗痰饮的代表方剂，为痰证学说奠定了基础。据考唐以前的“痰”字作“淡”字解释。如《脉经》、《千金翼方》等书将“痰饮”作“淡饮”。唐慧琳所著的《一切经音义》说：“痰饮，谓胸上液也。”按古义“淡”字与“澹”通，系水饮动摇之意。《说文解字》谓：“澹，水摇也。”这与仲景所论之“痰饮”的含义是一致的，但与后世医家所论“痰证”则有所区别。诚如《杂病广要》中所说：“古方详于饮而略于痰，后世略于饮而详于痰。”在历代文献里，不仅痰与饮有所区别，而且有广义和狭义的区分。狭义的痰饮，一般系指聚于胃，关于肺，咳唾、呕吐清稀浊沫，或患者自觉喉间、胸膈等处阻塞如有物状，以及肠间沥沥有声等。广义的痰饮，是指人体脏腑失调，经络营卫气机不利，三焦水道不通，以致人身津液停滞，被火热煎熬而成稠浊痰涎，成为致病之源，如痰迷心窍、痰饮蓄肺、痰阻经络、痰厥头痛、痰核、流痰等。

隋唐以前，痰与饮无明显区别，迨至宋代杨仁斋《直指方》乃将痰与饮分而为二。从此以后，一般医家多宗其说，认为稠浊者为痰，清稀者为饮，一为火燥，一为寒湿。《本草经疏》故云："痰之与饮，其由自别，其状亦殊，痰质稠粘，饮为清水。"《临证指南医案》说："阳盛阴虚，则水气凝而成痰，阴盛阳虚则水气溢而为饮。"从此痰与饮有明确概念区分。本论重点讨论痰证。

二、历代医家论痰

如上所述，《内经》时代痰、饮不分，文字中只有"饮"的记载，如《素问·六元正纪大论》说："太阴所至，为积饮痞膈。"《素问·气交变大论》说："岁土太过，雨湿流行，肾水受邪，甚则饮发，中满食减。"这两条经文说明，饮来自脾土虚弱，而产生于湿。

痰之为名，实始于汉代张仲景《金匮要略》中，它将痰与饮并称为"痰饮"。《金匮要略·痰饮咳嗽病脉证并治》说："夫饮有四，何谓也？师曰：有痰饮，有悬饮，有溢饮，有支饮。"又曰："其人素盛今瘦，水走肠间，沥沥有声，谓之痰饮……"《医宗金鉴》注曰："痰饮者，水饮走肠间不泻，水精留膈间不输，得阳煎熬成痰，得阴凝聚为饮，凡所在处有声，故在上则喉间有漉漉之声，在下则肠间有沥沥之声，即今之遇秋冬则发，至春夏则止，久咳嗽痰喘病也。"

隋代巢元方著《诸病源候论》，将痰与饮作了区别。痰分热痰、冷痰、膈痰、痰结等，饮分悬饮、溢饮、支饮、癖饮、留饮、流饮等，并说：“痰饮者，由气脉闭塞，津液不通，水饮气停在胸府，结而成痰。”唐代孙思邈著《千金要方》列“痰论”篇，载有陷胸汤治“淡饮”在心下筑筑而悸，短气而恐，半夏汤治痰饮辟气吞酸，并忌海藻、肉、冷水、血类等食。

宋代痰饮学说得到进一步发展，如《圣济总录·痰饮门》记载：“三焦气涩，脉道闭塞，则水饮停滞，不得宣行，聚成痰饮，为病多端……善疗此者，要以宣通气脉为先。”说明脉道闭塞，津液不通，是形成痰饮的主要原因。陈无择在《三因极一病证方论》中又作了阐发，他说：“内则七情汨乱，脏气不行，郁而生涎……。外有六淫侵冒，玄府不通，当汗不汗，蓄而为饮……或饮食遇伤，嗜欲无度……运动失宜，津液不行，聚为痰饮。”这些学说为痰饮理论的发展，开辟了新途径。

金元时代，张子和对痰证作了较详细的分类与论述，他说：“凡人病痰证者有五：一曰风痰，二曰热痰，三曰湿痰，四曰酒痰，五曰食痰。如新暴风痰者，形寒饮凉。热痰者，火盛制金。湿痰者，停饮不散。酒痰、食痰者，饮食过度也。”在治痰方面，张氏常采用吐下两法。取“病在上者，因而越之，在下者，引而竭之”之义。朱丹溪认为治痰应根据痰在人体的不同部位和痰的性质而定，《丹溪心法·痰》说：“脾虚者，宜清中气以运痰降下，二陈汤加白术之类，兼用升麻提起……凡风痰病，必用风痰药。……痰在胁下，非白芥子不能达。痰在皮里膜外，非姜汁、竹沥不可导达。痰在四肢，非竹沥不开。痰结核在咽喉中，燥不能出入，用化痰药加咸寒软坚之味……”朱氏在前人基础上，对痰证的辨证论治又进了一步。王隐君对痰更有研究，他说："痰之为物，随气升降，无处不到，为喘为嗽，为呕为泻，为眩晕心烦，为怔忡心悸，为寒热肿痛，为痞满隔塞……似祟非祟，皆属痰证。"宋史载之还认为："世人之疾病，其所以残伤生命之急者，无甚于痰涎。世之医者，乃有见之而不能识，或有识知而不能治，此不幸之人，其残伤夭横者，不可胜数。"主张"善为医者，临事制宜，临机应变，审当轻重，涎多者吐之，涎少者下之。"

明清时代，对痰的生成及其治疗的认识，日趋系统而完善。指出痰与饮的性状与发病部位，均有区别。如张景岳概括说明痰病为全身疾病。《景岳全书·杂证谟·痰饮》说："若痰有不同于饮者，饮清澈而痰稠浊。饮唯停积肠胃，而痰则无处不到。水谷不化而停为饮者，其病全由脾胃，无处不到而化为痰者，凡五脏之伤，皆能致之。"又说："痰有虚实，不可不辨……。善治痰者，惟能使之不生，方是补天之手。"辨证则重顾本，以杜绝生痰之源，这是前人所不及的。又如李中梓《医宗必读》说："稠浊者为痰，清稀者为饮。"并具体指出：痰有五，在脾经者名曰湿痰，在肺经者名曰燥痰，又名气痰。在肝经者名曰风痰，在心经者名曰热痰，在肾经者名曰寒痰。沈金鳌在《杂病源流犀烛·湿》中阐述痰随气升降，遍于周身时说："以故人之初生，以至临死，皆有痰，皆生于脾……而其为物，则流通不测，故其为害，上至巅顶，下至涌泉，随气升降，周身内外皆到，五脏六腑俱有。"分述在脏之痰与上雷同，另述因病而生痰者，有风痰、寒痰、湿痰、热痰、郁痰、气痰、食痰、酒痰等。喻嘉言对痰病的认识、辨证、治疗更为全面，他说："《金匮》即以水经不四布，五经不并行之处，以言其患……一有淤蓄，即如江河回荡之处，秽莝丛积，水道日隘，横流旁溢，有所不免。"《医门法律·痰饮门》还批评那些见痰治痰，不分寒热虚实一律以辛燥之剂者是愚医妄用。在总结经验的基础上，提出了实脾燥湿、降火、行气为治痰常法。同时，制定了治痰的吐禁十二则、药禁十则、律三条，以开后学的聋聩，为临床治疗各种痰病，积累了丰富的经验。

近代温病学家叶香岩、薛生白、吴鞠通、王孟英以及俞根初等对湿痰、热痰、燥痰更有新的认识，特别是对湿热逼留气分，郁而生痰，以及对痰热浊邪内蒙心包出现的神昏谵语、烦乱不安等症，有新的发展，采用清热涤痰，开窍辟秽之法，取得较好的效果。

三、痰的产生及病理特点

痰和饮均为水液停聚而成，人体在正常生理情况下，水液的输布排泄，有赖于肺、脾、肾三脏的气化运行不失常度。以肺主气而通调水道，下输膀胱，脾为胃行其津液，以灌溉于全身内外，肾为水脏，主蒸腾化气，司开阖，行水。所以《素问·经脉别论》说："饮入于胃，游溢精气，上输于脾，脾气散精，上归于肺，通调水道，下输膀胱，水精四布，五经并行。"可见水液运行与肺、脾、肾有密切关系。水谷精微之"精专者入于脉中而为营气，其慓悍者行于脉外而为卫气"。营卫和调，上输下注，内营脏腑，外充肤热肉，濡润筋骨，其浊液废水，被气机推荡，随汗、尿排出，故无水液潴留、痰饮停留之患。

因此，痰和饮的产生，首先责在正气不足，脏腑功能失调。其中以肺、肾、脾、胃四者最关重要，若一脏失调，则可相互影响，导致水液潴留。四者之中，又以脾气为主，如果脾气的运化失司，不能尽散水精上归于肺，以敷布全身内外，濡养百脉，则肺气不能正常下降，三焦之决渎延缓，气亦不能下交于肾，肾气不能正常泌清别浊，以尽涤其水，则残留水液；停滞中焦，泛溢表里，即可积液为饮，煎熬成痰。兼之感受风燥，或寒凝、暑烁、湿滞，以及玄府不通，当汗不汗，或饮食过伤，嗜欲无度，起居失宜，或冒雨贪凉，汗出涉水，或所求不遂，情志抑郁，暴怒气逆等，影响气机升降出入，致使津液潴留，凝聚于所虚之处，内伏于脏腑、经络、隐僻空隙之间，溢于肌肤筋骨、皮里膜外，上逆于头脑巅顶，下注足胫，无处不到，日积月累，遂为顽痰怪症。正如《类证治裁・痰饮》说："而痰则随气升降，遍身皆到，在肺则咳，在胃则呕，在心则悸，在头则眩，在背则冷，在胸则痞，在胁则胀，在肠则泻，在经络则肿，在四肢则痹。"《直指方》说："气结则生痰，痰盛则气愈结。"《医碥》说："痰本吾身之津液，随气运行，气若和平，津液流布，百骸受其润泽，何致成痰为病。苟气失其清肃而过于热，则津液受火煎熬，转为稠浊，或气失其温和而过于寒，则津液因寒积滞，渐至凝结，斯成痰矣。"说明气滞、气虚和寒热失常，均是形成痰与饮的重要因素。从而也说明在身体健康的情况下，是不会生痰的。正如张景岳说："痰即人之津液，无非水谷之所化。此痰亦既化之物，而非不化之属也。但化得其正，则形体强，营卫充。而痰涎本皆血气，若化失其正，则脏腑病，津液败，而血气

即成痰涎……尝闻之立斋先生曰：使血气俱盛，何痰之有。”(《景岳全书·杂证谟·痰饮》)

痰之名称，因其产生的病因不同而不相同。如痰与风合称“风痰”，痰与火合称“痰火”，痰与寒合称“寒痰”，痰与热结称“热痰”，痰与郁结称“郁痰”，痰与食结称“食痰”，痰与燥结称“燥痰”，痰与气结称“气痰”，痰与惊合称“惊痰”，痰气固结不解称老痰、顽痰、痰核、痰毒、流痰等。

四、痰证临床证候特征

痰证临床证候比较复杂，因痰随气行，无处不到，故有“百病中多有兼痰者”、“痰生百病”、“怪病多痰”、“顽痰怪症”等说。痰证涉及范围，不外脏腑、经络两大类，证候虽多，但也具有一般规律性。

1. 面色晦暗或萎黄，目胞黯黑，眼睑下如卧蚕，似绵软包块，素盛今瘦，或素瘦今肥(肥人多痰)，其形肿胖，小便自利，脉多弦滑，舌体较胖，舌质暗淡，苔多厚腻。

2. 常有头晕重痛，或掣痛，休作无时，肢体麻痹冷痛，走窜不定，咽中如有炙脔，喘咳呕吐，心下痞冷，胁肋胀痛。

3. 或心悸失眠，心慌不安，或神识欠清，善恐畏人，癫狂痴呆，语无伦次，甚则骂詈不识人，昏厥瘫痪，或卒然昏仆，口唾涎沫，抽搐怪叫等。

4. 病程日久，病名难定，服一般药无效，病久难愈。

以上系痰证的一般表现，痰证在身体各部的表现具有特殊性，兹分述如下。

1. 痰阻经络(指痰随气行，循经环络，流滞肢体者)

(1) 痰阻肌腠：遍身可触及大小不等的颗粒或绵软

肿块,不红不肿,不痛不痒,不化脓,甚则肌肤顽麻,经久不消。

(2) 痰流肢体:痰随气行,流滞肢体,初起局部顽麻冷痛,渐则痛不可忍,或腰膝或腿胯不能转侧屈伸,重着不移,甚则成为"贴骨流痰"(附骨疽)。

(3) 痰逆巅顶:痰涎上犯头部,可出现头目眩晕、偏正头痛、口眼㖞斜、头发脱落等症。若胆胃郁热生痰,随经上逆,干扰清阳,则见眩晕,口苦耳鸣,虚烦不眠,惊悸多梦。若风痰上冲头脑则偏头痛,或一侧面痛,或口眼抽动,反复发作。若寒痰上攻,头脑冷痛,虽炎夏亦喜重棉包裹,喜温而恶寒,痛剧时,常欲敲打为快。

(4) 痰结胸胁:胸胁之痰,有结在胸膈者,有旁积季胁者,有阻滞乳房者。如结胸:面赤心热,头晕恶热,渴欲饮冷,饥不解渴,心下痞结,按之痛,得水则呕,小便短赤。痃癖:痰结于季胁,季胁左右一筋突出,如指如臂,疼痛不已。乳核:妇女乳房生肿块,表面光滑,不觉痛痒,不与皮肤粘连,肤色不变,久不溃脓,逐渐增大,日久不愈,亦称乳疬或痰核。

(5) 痰伏筋骨:痰涎内注筋骨,多由感受寒湿之邪,阻闭肌腠、经络,津液结聚为痰,不得外解,随经内注筋骨。临床有湿痰、寒痰之别。湿痰:腰痠重,腿足软弱无力,逐渐漫肿,皮色不变,甚则游走肿痛,此湿痰内注筋骨。若下肢局部麻木冷痛,日久不已,亦不化脓,则属湿痰流注筋骨,将成"贴骨流痰"之象。寒痰:肾阳不足,外寒直中筋骨,使肾气不行,津液停聚为痰。关节冷痛肿大,腿胫肌肉消瘦,为寒痰深伏关节,将形成"鹤膝风"。

若见下肢厥冷，皮肤暗黑，属寒痰凝滞，气血瘀阻，久之形成“脱疽”。

2. 脏腑痰湿（指脾虚生痰，因痰致病，累及他脏者）

（1）湿痰壅肺：有气痰、湿痰之别。气痰：自觉咽中有物阻塞，咽之不下，吐之不出，偶有痰涎咯出，此为气郁痰结，俗称“梅核气”。湿痰：由于胃浊脾湿生痰，上逆犯肺，以致肺失清肃，发为咳嗽痰多，若因中、下二焦气虚，痰涎上壅，肺失宣降，肾失摄纳，可发为咳喘。

（2）痰湿滞脾：又分伤脾阴、伤脾阳或肝脾两伤。痰困脾阳：寒痰停于心下，背冷如掌大，胸中痞闷，形寒短气，眩冒，咳唾涎沫，面色暗黑。痰伤脾阴：咳唾稠粘黄痰，大便秘结，口燥舌干，苔少。肝脾两伤：咳嗽痰多，四肢困倦，气短懒言，多梦难寐，胸胁不舒，为脾虚痰滞，血虚肝郁。

（3）寒痰伤肾：有中虚及肾与肾虚积痰两种。如头目眩晕，心悸怯冷，手足厥逆，吐泻痰涎，日久不愈，脉沉滑者，为中虚及肾，水停成痰。若腰脊痠痛，畏寒足冷，小腹拘急，小便不利，舌质淡，脉沉迟者，乃肾气虚，不能化气行水，水聚为痰。

（4）痰结扰心：有心阳不足，有气郁痰结，有痰热蒙闭。如心阳不足，表现为胸中痞满，痞痛短气，不得卧，甚则胸背彻痛，此心中阳虚，痰结上逆，阻痹气血，发为胸痹。气郁痰结，表现为情绪苦闷，神志呆钝，语无伦次，哭笑无常，秽洁不分，此由情志不遂，气郁日久，津液郁滞成痰，痰涎上逆心包，发为癫疾。热痰蒙闭，常见烦躁易怒，骂詈号叫，不避亲疏，不辨高下，不饥不食，弃衣裸体，逾垣上屋，不一而足，此为痰结上攻心包，心神躁乱，发为狂症。若突然昏倒，四肢抽搐，面色苍白，牙关紧闭，口吐涎沫，发出异常怪叫，少倾即醒如常人，屡发无常，此为痫症。

（5）痰涎流滞胃肠：有在胃、在肠、偏寒、偏热之异。如胸膈满闷，呕吐痰涎，甚至食入而吐，此胃阳不振，痰停胃中，随气上逆胸膈。如咳喘腹满，大便秘结，腹痛，此痰食积结胃肠之实热证。

五、痰证治疗原则

痰证治疗原则：应以理气祛痰，调中涤饮为主，使气机通利条达，水津敷布，痰散饮消。由于痰与饮均为阴邪，遇寒则聚，得温则行，故应以温化为主。即《金匮要略·痰饮咳嗽病脉证并治》提出的“病痰饮者，当以温药和之”的原则。当然还有痰火凝结，应逐痰散结等。如喻嘉言说：“治痰之法：曰驱，曰导，曰涤，曰化，曰涌，曰理脾，曰降火，曰行气。”根据这一原则，寒痰则宜温阳化痰，热痰则宜清热化痰，外感则宜宣肺化痰，内伤则宜扶心化痰，脾虚生痰则宜健脾化痰，灼津成痰则宜润燥化痰，消化不良则宜消食化痰，流注经络则宜通络化痰，凝结不化则宜荡涤逐痰，气郁成痰则宜理气化痰，痰结成核则宜软坚消痰，痰迷心窍则宜豁痰开窍。总之不外“先其所因，伏其所主”。故张景岳说：“然痰之为病，亦唯为病之标耳，就必有生痰之本。故凡痰因火动者，必须先治其火；痰因寒生者，必须先去其寒。”

临床常用治痰法和方有：燥湿祛痰法，如二陈汤、指迷茯苓丸；清热化痰法，如温胆汤、清气化痰丸、小陷胸汤等；开窍化痰法，如导痰汤、涤痰汤等；补益肺肾化痰法，如金水六君煎;润燥化痰法,如贝母瓜蒌散;祛寒化痰法,如理中化痰丸、冷哮丸、青州白丸子等;散寒化痰法,如止嗽散、杏苏散等;熄风化痰法,如半夏白术天麻汤;消食化痰法,如三子养亲汤;散结化痰法,如内消瘰疬丸;温阳祛痰法,如阳和汤;行气豁痰法,如半夏厚朴汤;涌吐祛痰法,如瓜蒂散;攻坚逐痰法,如控涎丹;健脾化痰法,如六君子汤;泻肺化痰法,如葶苈大枣泻肺汤;清肺化痰法,如二母散;调肝理脾化痰法,如归芍六君子汤;和胃逐痰法,如皂荚丸。

六、临床常见痰证辨证论治

痰证在临床常多见之,有时痰和饮并见,有时痰象独现。由于痰产生的原因和部位不同,其表现证象也不一样,因此辨证论治也各有异同。常见的痰证多为"慢病""怪病""久治不愈之病",而其症与脉、舌,均有痰的表现,因此必须"从痰论证","从痰论治"。本文重点讨论临床常见痰证辨证论治,并附病案。

(一) 痰热扰心

痰热扰心,多见于中风病。中风有中脏、中腑、中血脉、中经络之分,无不由于肝阳上亢,肝风内动,心火暴盛,痰热内闭,扰乱神明。证见卒倒,不省人事,痰涎壅盛,语言謇涩,半身不遂,口眼㖞斜,脉弦数,舌暗赤,苔黄腻。辨证:风火内盛,痰热扰心。治法:镇肝熄风,开窍导痰。方剂:镇肝熄风汤、导痰汤、安宫牛黄丸。

附:病案

范某某,男性,71岁。

患者有十年高血压史，两年前虽轻度中风一次，经中医治疗恢复正常。前天因情绪激动，突然头痛剧烈，及晚左半身不遂，口眼㖞斜，神识不清，语言謇涩，乃至市某医院急诊。检查：血压200/100mmHg，双侧瞳孔不等大。诊断为脑血栓形成。给用降压药后，令抬回家。因笔者与其邻居不远，乃被邀去诊视。诊查：脉弦数，舌赤，苔黄厚腻。大便干结未解，小便失禁，余证如上述。辨证：肝阳上亢，痰热扰心。治法：化痰开窍，清热熄风。

竹茹10克　枳壳10克　法夏10克　陈皮10克　云苓10克　生甘草8克　石菖蒲10克　钩藤10克　远志6克　炒山栀12克　牛膝10克　（2剂）

另用：蛇胆陈皮末四支，每服一支，日二次。牛黄安宫丸二粒，每日一粒，分两次服。

二诊：神识转清，能说简单的话，左下肢能动，可进少量饮食，大小便能解，舌脉同前。血压160/95mmHg，双瞳孔等大。药已切中病机，仍按原方再进三剂，蛇胆陈皮末、安宫牛黄丸如前法再服。

三诊：神志完全清楚，语言有进步，能自动起坐，左下肢恢复快，能扶正站立，略行数步，口眼逐步牵正，脉弦细，舌暗红，苔薄黄微腻，血压160/90mmHg。辨证：痰热现象已除，偏枯气虚未复。治法：益气通络。

黄芪20克　当归10克　赤芍10克　川芎8克　桃仁6克　红花6克　地龙10克　钩藤10克　桑枝30克　杜仲10克　石菖蒲10克　（5剂）

注：中风病因不一。《金匮要略》谓“络脉空虚”为风所中，刘河间主“心火暴盛”，李东垣主“正气自虚”，朱丹

溪则认为“湿热生痰”。本例正是以“湿热生痰，痰热扰心”辨证的。患者服药五剂后，痰热现象基本消除，继用益气通络法，并配合针灸治其后遗症，患者逐步恢复。

（二）痰迷心窍

《素问·灵兰秘典论》说：“心者，君主之官，神明出焉。”“主明则下安……主不明则十二官危矣。”痰迷于心窍，主要由于脾为生痰之源，脾虚则湿痰内生，子能令母虚，脾阳虚则心阳亦虚，心阳虚不能温化痰液，痰聚于心，心窍为痰所迷，则神明失主。证见神识模糊不清，或狂躁不安，骂詈不避亲疏。或忧郁不乐，语无伦次。或卒然昏仆，口吐涎沫，四肢抽搐。脉弦数或细数，舌暗红，苔多黄腻。常见病为癫证、狂证、痫证（西医的精神分裂症、癫痫）。辨证：心经郁热，痰火结聚，痰与阴结则癫，痰与阳结则狂，痰阻经络则痫。总之是痰迷心窍，扰乱神明。治法：化痰开窍，宁心安神。方剂：涤痰汤、生铁落饮、定痫丸。

附：病案

李某某，男性，55岁。

两个月前因工作关系，与负责人发生争执，从此精神郁闷，不语不食，呼之不应，终日端坐，有时喃喃自语，意识或清或糊。经某精神病院检查，诊断为忧郁性精神病。因家属不同意给服西药，乃转来中医院治疗。诊察：脉细数无力，舌暗淡，苔薄腻。神识不清，答非所问，表情呆滞，或笑或喃喃自语。辨证：七情抑郁，结液为痰，痰迷心窍，神明失主。治法：涤痰开窍。

竹茹10克　枳实10克　胆南星10克　法半夏10

克　陈皮10克　茯苓10克　生甘草8克　石菖蒲10克　远志6克　生铁落30克　珍珠母20克　夜交藤10克　（3剂）

二诊：神识稍清，无故自语减少，苔脉无变化。仍以化痰开窍，按原方再进五剂。

三诊：意识开始清楚，与家人说话，能忆往事，但有时仍有自语，饮食有进步，大便偏结，睡眠稍安。按原方去珍珠母、夜交藤，加川军8克、川朴10克，5剂。

注：患者病因明确，治疗较快，前后共门诊二十余次，历时两月有余，按原方加减服药近六十余剂，神识逐步清醒，余症均先后消除。远期追访，恢复工作，一切正常。

（三）痰浊心痛

心痛，发于左胸下，歧骨陷中。心不受邪，受邪则为真心痛，旦发夕死，夕发旦死。凡有心痛者，心包络受病也。心包络为心之外围，容易受邪。痰浊扰心是心包受邪导致心痛原因之一。因饮食肥甘，膏粱厚味，湿热蕴结，痰浊中生，阻扰气机。证见胸前板闷，时而刺痛，甚则胸痛彻背，背痛彻胸，气短喘促，咳唾痰涎，睡不安寐，手足乏力，脉濡缓，舌暗红，苔黄腻。常见病为冠心病、心绞痛。辨证：胸阳不振，痰浊蒙蔽心窍。治法：通阳泄浊，化痰通窍。方剂：栝蒌薤白半夏汤、温胆汤。

附：病案

王某某，男性，59岁。

近年来往往在工作劳累后即感胸闷不畅，气短不足以息，初不介意，继之胸前隐隐作痛，日甚一日，每发多在晚间。经某医院检查：血压160/100mmHg。心电图提示：心律不齐，电轴左偏，右束支传导阻滞。诊断：高血压性心脏病，冠心病。经用复方降压片、脉通、地巴唑、冠心宁等药治疗数月，未获效果，乃转中医治疗。诊察：形体肥胖，精神不佳，自述常阵发胸前刺痛，善太息，睡不安神，食欲不佳。脉弦细而迟，偶有结代，舌暗淡，苔黄腻。血压160/90mmHg，心电图检查同前。辨证：胸阳不振，痰浊中阻。治法：温阳化痰，宽胸通窍。

全瓜蒌10克　薤白10克　法半夏10克　桂枝6克　竹茹10克　枳实10克　陈皮10克　云苓10克　胆南星10克　石菖蒲10克　郁金10克　生甘草8克　（3剂）

二诊：服前方后，胸膈舒畅，心痛减少，饮食增加，舌脉同前，要求再服原方，继用原方五剂。

注：笔者将冠心病分为胸阳不振、心血瘀阻、痰浊中阻、肝肾阴虚四型。常见的是前三型。本例即胸阳不振兼痰浊中阻。患者服温阳化痰、宽胸通窍药后，病情逐步好转，继续服药两个月，照原方略有加减，宛如离照当空，阴霾驱散，正气自复，诸症若失。并嘱加强锻炼，巩固疗效。

（四）痰厥头痛

《医学心悟·头痛》说："痰厥头痛者，胸膈多痰，动则眩晕，半夏白术天麻汤主之。"程氏一语，指出了本证病因、症状和治法。细究本证，实由于肝经郁热，肝木克土，而致脾虚生痰，积于胸膈，怒则肝气上升，痰随气涌，上犯巅顶。证见头部剧痛，眩晕作吐，卧不安寐，脉弦滑，舌暗红，苔黄腻。常见病为血管神经性头痛、神经官能症等。辨证：肝气上升，痰浊上犯。治法：祛风化痰。方剂：半夏白术天麻汤。

附：病案

鲁某某，男性，46岁。

头痛反复发作已有两年，时作时止。最近因情绪不佳，头痛更频，怒时则剧痛，眩晕作吐，睡眠不安，心悸。诊察：脉细滑，舌暗红，苔黄腻。辨证：痰饮上逆，冲犯巅顶。治法：化痰降逆。

天麻 10 克　白术 10 克　法半夏 10 克　陈皮 10 克　茯苓 10 克　甘草 6 克　白芷 10 克　蔓荆子 10 克　党参 6 克　杭菊 10 克　干姜 6 克　细辛 3 克　（3 剂）

二诊：服前方后，头痛减轻十之四五，眩晕恶心未作，

脉舌无变化，仍按原方再进三剂。

注：痰厥头痛，临床常可见到。笔者认为，嗜酒者多有患此，因湿热生痰，借酒性上冲也。本例患者照原方共服十五剂，头痛止，其它症状亦逐步消失。

（五）痰逆眩晕

朱丹溪认为“无痰不作眩”。说明一部分眩晕证，是由于痰气上逆所致。其病机是饮食伤胃，劳倦伤脾，脾胃虚损，健运失司，水谷不能化为精微，聚湿生痰，痰气交阻，则清阳不升，浊阴不降，逆犯神明。证见头重如蒙，自觉头目旋转而身摇如坐舟车，不能站立，胸闷作呕，少食多寐，脉象濡滑，舌质暗淡，苔白腻。常见病为内耳性眩

晕。辨证:脾虚生湿,痰浊中阻。治法:化湿降痰。方剂:导痰汤、半夏白术天麻汤、涤痰汤。

附:病案

吕某某,女性,49 岁。

患者平素身体肥胖,为多痰多湿之躯。近一月来,头重如蒙,眩晕,身体摇晃不能自主,胸闷作呕,不思食纳,嗜睡多寐,精神不振,肢体乏力。曾在某医院检查:血压 145/45mmHg,胆固醇、甘油三酯高于正常。诊断为高脂血症。诊察:脉沉弦,舌体胖质淡,苔白腻。辨证:肥人多痰,痰湿上干清窍。治法:健脾化痰,祛湿开窍。

法半夏 10 克　陈皮 10 克　茯苓 10 克　甘草 8 克　枳实 10 克　胆星 10 克　白术 10 克　党参 10 克　黄芪 15 克　天麻 10 克　生姜 3 片　石菖蒲 10 克　(3 剂)

二诊:服上方后,如巨阳当空,阴湿驱散,眩晕去之大半,精神为之一爽。原方再进五剂。

注:痰逆眩晕与痰厥头痛,病因病情基本接近,所不同者只有一晕一痛耳,且晕和痛往往交替出现,故其治亦相近。本例患者偏于眩晕,以痰湿上犯为主,故服健脾化痰、祛湿开窍药后,眩晕很快消失,继服陈夏六君丸健脾化湿以巩固疗效。

(六) 痰扰不寐

不寐原因很多,痰热内扰,胃气不和,是其原因之一。经云:胃不和则卧不安。阳入于阴则寐,阳出于阴则寤。若痰浊中阻,胃气不和,致阳气不得入于阴,故心烦而少寐。证见形体虚胖,脘闷嗳气,腹中不舒,大便不畅,或脘腹胀痛，入夜张目不得卧。脉多滑细，舌暗淡，苔多黄腻。辨证：脾虚生湿生痰，因痰致热，热痰内扰，夜不安寐。治法：健脾和胃，化痰清热。方剂：温胆汤、半夏秫米汤。

附：病案

姜某，女性，45岁。

半年来经常夜卧不安，稍睡则闭目辄梦，有时则彻夜不眠，脘腹胀闷，纳谷不香，大便不畅。曾在某医院检查，未找到任何阳性体征，诊断为神经官能症。用安眠剂如利眠宁、安定、脑乐静等，未见效果。诊察：形体稍胖，精神不振，面色晦暗，眼睑微浮，脉滑细，舌暗淡，苔黄腻。辨证：脾虚湿困，久则生痰化热，痰热中扰。治法：健脾祛湿，清热化痰。

竹茹10克　枳实10克　法半夏10克　陈皮10克　云苓10克　甘草8克　天竺黄8克　生菖蒲10克　炒黄连6克　白术10克　鸡内金10克　炒麦芽10克　（3剂）

二诊：服前方后，稍有睡意，饮食精神略有进步，余况同前，原方三剂。

三诊：饮食再有好转，二日来晚间可连续睡五小时，而且不作梦，舌苔黄腻转薄，脉无变化。药力已达，邪去神安，按原方去天竺黄、黄连，加党参10克、黄芪15克，再进五剂。

注：痰扰神乱，痰祛神安，此为辨证论治的特点。无形之痰为病，只要证、因、舌、脉符合痰证，就可从痰论治，可见殊功。本案患者服他药无效，而用化痰药十余剂，睡眠显著好转，继用香砂六君子丸健脾益气，使脾气运化正

常，湿邪自去，痰无由生焉。

（七）痰阻经络

痰阻经络，筋脉失养，可见痿症、痹症。由于饮食肥甘，酒肉菜肴，变生湿热，湿热生痰，或肝经郁热，炼液为痰，痰聚而稠，阻滞经络，痹而不通，筋经脉络失养，或痿或痹。证见四肢、头项震颤，半身或全身麻木，手足痿软无力，运动失灵，或关节肿痛变形，或痠胀麻痛，脉多沉弦，舌暗淡，苔薄黄腻。常见病为脊髓炎、类风湿及风湿性关节炎、震颤麻痹等。辨证：湿热生痰，阻塞经络。治法：化痰通络。方剂：导痰汤、苓桂术甘汤、三妙丸、三痹汤。

附：病案

吴某某，女性，25 岁。

去年夏季开始手足指趾发麻，初不介意，以后逐步向上发展，由麻至木，活动受阻，经多方治疗少效。诊察：脉沉细，舌暗淡，苔黄腻，身体尚壮实，饮食正常，四肢皮表感觉正常。诊断：末梢神经炎。辨证：麻为气虚，木为血虚，患者正处在少壮时期，气血旺盛，体力结实，并非气血虚弱，正因为饮食肥甘过度，湿热生痰，痰阻经络，脉络不通，为麻为木。治法：化痰通络。

法半夏 10 克　陈皮 10 克　云苓 10 克　甘草 8 克　胆星 10 克　枳实 10 克　牛膝 10 克　苍术 10 克　黄柏 10 克　红花 6 克　秦艽 10 克　鸡血藤 10 克　（5 剂）

二诊：前方服后，麻木略有减轻。仍按原方再进五剂。

注：痰阻经络，致令四肢麻木，仅是麻木症原因之一。风湿顽麻，应居麻木症病因首位。另有气虚、血虚的，亦属不少。本例服化痰通络剂十余剂后，麻木确有减轻。因本证属慢性病，非少量所能奏效，乃将前方增加十倍量，制成丸剂，以缓图之。数月后追访之，麻木基本消失。

（八）胃伏痰饮

胃伏痰饮，谓痰饮蓄于胃中而出现胸满、腹胀、目眩也。《金匮要略·痰饮咳嗽病脉证并治》说："心下有痰饮，胸胁支满，目眩，苓桂术甘汤主之。"心下指胃中也。脾为湿土，赖阳气以健运，饮为阴邪，易伤阳气，饮邪伤人，必先困脾，脾不健运，则肺气壅塞，肺为水之上源，肺气失宣，则肾气不得上承气化，肺、脾、肾升降失司，三焦不通，水饮停聚，而为痰饮。胃为水谷之海，脾胃阳虚，痰饮首阻于胃。证见胃脘胀满，甚则疼痛，胸膈闷胀，脐腹坠胀，食纳不思，大便常溏，头昏目眩，肢体乏力，形躯消瘦，脉沉细，舌暗淡，苔滑腻。常见病为胃下垂、胃肠功能紊乱等。辨证：脾阳虚弱，痰饮不化，蓄于胃腑。治法：健脾温胃，化痰祛湿。方剂：苓桂术甘汤、陈夏六君子汤。

附：病案

刘某某，女性，35 岁。

去年夏季患急性吐泻后，体力一直未复原，胃满腹胀，有时脘痛，食纳不思，多食则吐，起卧则腹中漉漉有声，如囊中盛水，形体消瘦，大便时干时稀。曾在某医院检查，确诊为胃下垂。诊察：脉细无力，舌淡，苔白微腻。辨证：脾胃虚弱，痰饮停服。治法：健脾益胃，温化痰饮。

条参10克　白术10克　云苓10克　甘草8克　桂枝6克　法半夏10克　陈皮10克　砂仁6克　建曲8克　香附6克　升麻6克　附片6克　(3剂)

二诊:服上方后,胃脘较舒。照原方再进三剂。

三诊:脘腹胀痛大有减轻,食纳有进步。仍按原方再进五剂,并嘱加强保健锻炼。

注:患者服药二十余剂,症状基本消失,饮食增加,嘱节制饮食,加强保健锻炼,并常服补中益气丸和香砂六君子丸以缓图之,巩固疗效。一年以后,患者身体恢复健壮,钡餐复查:胃下垂现象已消失。

(九)痰饮泄泻

泄泻之因于痰饮,为命门火衰,不能生土,脾阳虚弱,不能运化水谷,水湿停聚,而成痰饮。证见久泻不已,便下鸭溏,日数行,或十余行,或五更泄泻,肠间漉漉有声,腹不痛,其人素盛今瘦,纳呆,口干不欲饮,精神疲乏,泄泻常数年不愈,脉多沉细,舌暗淡,苔薄白腻。常见病为慢性肠炎、慢性非特异性结肠炎、结肠结核等。辨证:脾肾阳虚,水泛为痰。健运失职,水谷不化。治法:温肾健脾,化痰止泻。方剂:四神丸、陈夏六君子汤、雷氏补火生土法。

附:病案

朱某某,男,48岁。

半年来反复泄泻,完谷不化,或形似鸭溏,肠鸣漉漉有声,大便日四五行,饮食少思。在某医院作大便检查,结果:稀水便,有食物残渣。诊断为慢性肠炎。诊察:脉沉细，舌淡，苔白腻，面色淡白欠华，精神萎靡欠振。辨证：脾肾阳虚，运化失职。治法：温肾健脾，化痰止泻。

补骨脂10克　吴茱萸8克　菟丝子10克　五味子8克　法半夏10克　陈皮10克　云苓10克　甘草8克　党参10克　白术10克　附片6克　益智仁10克(3剂)

二诊：服药平平，泄泻略有减轻，按原方继进五剂。

三诊：服药八剂后，腹中有温暖感，大便每日减少为二次，比前较稠，但未成形，饮食略增，脉沉细，舌淡，苔薄腻。仍守原方再进五剂。

注：本方系陈夏六君子汤与补火生土法合裁，补肾温脾，化痰止泻。初服有效，效不更方，守原方连服四十余剂。泻止，饮食恢复正常，精神见振，嘱节制饮食以巩固疗效。

(十) 痰疟

因痰而致疟的情况，在临床辨证时偶有见之，古人有“无痰不作疟”之说，并非杜撰之词。雷少逸说：“痰疟者，因夏月多食瓜果油腻，郁结成痰，或素系痰体，其痰盛于太阴脾脏，伏而不发，一旦外感凉风，痰随风起，变为疟病矣。”(《时病论·痰疟》)常见病为疟疾。证见初发之时，头痛而眩，痰多呕逆，寒热交作，脉弦滑，舌淡，苔白腻。辨证：饮食不节，郁结成痰。治法：化痰截疟。方剂：雷氏化痰顺气法加草果、藿香或清脾饮。雷少逸说：“如昏迷卒倒者，宜以宣窍导痰法，加厚朴、草果、苏合香丸治之。肥盛之人，痰药更宜多用。”(出处同上)

附:临证记实

自抗疟药奎宁问世后,疟疾逐步减少流行,即或偶有个别疟疾患者,服奎宁后亦立即停止发作。笔者忆及在六十年代巡回医疗时,接触过不少类似痰疟患者(因当时无显微镜检查疟原虫手段),用清脾饮、七宝截疟饮等化痰截疟法,均可停止发作。

(十一) 痰核

痰核亦称痰疬,属于瘰疬之一种。陈实功说:“痰疬者,饮食冷热不调,饥饿、喜怒失常,多致脾气不能传运,遂成痰结,初起如梅如李,生及遍身,久则微红,后必溃破,易于收敛。”除上述痰因外,肝气郁结,脾虚生湿,痰湿凝滞,久则胶结,成形成串。多生于颈项、腋下、乳房处,或单个存在,或如核状硬结,形状不一,或圆或长,大小不等,按之软。常见病为颈项淋巴结核等。辨证:肝郁脾虚,湿痰凝结。治法:疏肝行气,化痰散结。方剂:逍遥散、消瘰丸。

附:陈实功验案

一妇人孀居六载,子幼未立,忧郁成核半年;又兼经水不调,寒热交作,形体消瘦,脉亦弦数,此劳伤气血,肝火妄动而成斯疾也。所谓损者益之,不可用追蚀之药损而复损。先用逍遥散加香附、丹皮、贝母和其血脉、肝气,使寒热尽退;次用益气养荣汤,服至月余,气血渐复,经事渐调,元气渐醒。外用火针,核上点破四孔,用黄线药插入五六次,候至孔大,用冰狮散搽于核上封之,至十三日外,其核自落,外搽红膏生肌收敛,内换人参养营汤加香附、木香三十余服，其口自愈。此妇慎起居，回七情，戒口味，尽调理，故可得愈，否则必不能矣。

（十二）痰毒

痰毒，是生长在颈项、腋下、鼠蹊部的肿块，由痰热与痰火互结而成。证见局部红肿疼痛，如蚕豆大、红枣大，或乒乓球大，最大的可如鸡蛋大，形状不一，可伴有恶寒发热，以及疖肿疮疡，脉洪数，舌赤，苔黄。常见病为淋巴结肿大、急性淋巴结炎。辨证：火毒内结，炼液成痰，痰结为块。治法：清热解毒，化痰软坚。方剂：牛蒡解肌汤、普济消毒饮、金黄散（外敷）。

附：病案

刘某某，男性，18 岁。

三天前突然左侧颈项下肿起疼痛，圆形如核桃大，全身恶寒发热，经某卫生院检查，体温 39℃，局部肿块隆起，血象：白细胞：14,600/mm^3，中性 52%，淋巴 48%，未发现其它病灶。诊断：颈项淋巴腺炎。给予青霉素、链霉素注射，但患者不欲打针，愿服中药。诊察：脉弦数，舌暗红，苔黄，口干口苦，局部红肿，皮肤灼热。辨证：热火内攻，痰毒凝结。治法：清热解毒，化痰散结。

银花 10 克　连翘 10 克　桔梗 10 克　玄参 15 克　板蓝根 10 克　夏枯草 15 克　大贝母 10 克　昆布 10 克　僵蚕 10 克　紫花地丁 15 克　牛蒡子 10 克　丹皮 10 克（3 剂）

如意金黄散用醋调，外敷局部，一日三次换药。

二诊：体温降至正常，项部肿块缩小如蚕豆大，局部灼热现象消退。按原方再服三剂，继敷金黄散。

（十三）流痰

流痰是外科病中之重症，亦称贴骨流痰，因其附骨而生也。多属阴证。本病在古代文献中，大都混在阴疽、附骨疽、流注及鹤膝风等疾病中论述。及至清代，《疡科心得集》才把它独立出来。本病多发生于骨关节周围，起病很慢，化脓亦迟，开始恶寒发热，溃后不易收敛，因其病在筋骨关节，故能损伤筋骨，轻则形成残废，重则危及生命，脉多浮细无力，舌暗淡，苔白腻。常见病为骨关节结核、化脓性骨髓炎。辨证：劳伤过度，肾阴亏损，骨络空虚，风毒外袭。治法：未溃时，散寒化痰，解毒温经，方用五积散、阳和汤合大防风汤；脓成将溃时，温补托毒，方用神功内托散；已溃时，补益气血，方用人参养荣汤、十全大补汤。

七、有关问题讨论

（一）关于痰、饮异同及特点

痰与饮同源异名，二者既有相同之处，又有区别。痰与饮都是脏腑病理变化的产物，稠浊者为痰，清稀者为饮，更清者为水。古人云："积水成饮，积饮成痰"，"饮为痰之始，痰为饮之凝"。

从发病的部位而言，饮多见于胸腹四肢，故与脾胃关系较为密切；痰之为病，则全身各部，均可出现，无处不到，与五脏之病均有关系。张景岳说："饮惟停积肠胃，而痰则无处不到。水谷不化而停为饮者，其病全由脾胃；无处不到而化为痰者，凡五脏之伤，皆能致之。"（《景岳全

书·杂证谟·痰饮》）

（二）关于痰、饮证候鉴别问题

痰与饮证候不同，其主要临床表现如下：

痰之主证：胸部痞闷，两胁胀痛，咳嗽痰多，恶心呕吐，腹泻，心悸，眩晕，癫狂，皮肤麻木，关节痛或肿胀，皮下肿块，或溃破流脓，久不愈合，脉滑，苔白滑而厚。

饮之主证：临床证候多根据饮之部位而区别。如见咳嗽，肠中有漉漉声，为痰饮，饮在肠胃；如咳吐引痛，心下痞硬，为悬饮，饮在胁；如体笨重而肿，则为溢饮，饮在四肢肌肉；如咳喘气逆，不能平卧，为支饮，饮在膈上。

（三）关于痰与现代医学联系问题

现代医学所谓的"痰"，仅仅是咳嗽时所排出的痰液，它是肺泡及气管内所产生的炎性分泌物，属于病理产物。祖国医学所言的痰，除"肺为贮痰之器"、"痰湿阻肺"、"肺失清肃，咳嗽多痰"等说与现代医学的"痰"类似外，其它则不能与现代医学的痰相提并论。

中医的痰造成的病理变化，可见于现代医学许多疾病。例如：脑血管意外的昏迷、失语、意识障碍为痰迷心窍，半身瘫痪为痰阻经络，精神分裂症的狂躁不安、理智丧失为热痰扰心，血管神经性头痛或内耳性眩晕皆为痰厥上逆，神经官能症的咽喉阻塞感为痰气内结，颈淋巴结核为痰凝成核等等。对这些不同的疾病和不同的病因，中医辨证皆认为有痰，统统可从痰论治而获得疗效。从而说明中医异病同治的特色，也说明中医的痰与现代医学疾病密切联系。

第四章 瘀证论

一、瘀与瘀证基本概念

瘀血学说肇始于《内经》，奠基于仲景，历代医家均有发展。如朱丹溪创“六郁”学说，实包括瘀血在内。及至清代王清任、唐容川等医家对瘀血学说进行了大力充实，使活血化瘀治则更广泛地用于临床。

瘀血是指瘀积不行、污秽不洁和已离经脉的血液，以及久病影响到脉络时所出现的病变。瘀血既是其它病因（如外伤、出血、气虚、气滞、寒凝、热郁等）导致的病理结果，又是引起许多疾病的致病因素。

瘀血在古医籍中有许多名异实同的称谓，如《灵枢·水胀》称为“恶血”，《素问·调经论》称为“留血”，《伤寒论》称为“蓄血”，《金匮要略》称为“干血”，《诸病源候论》称为“积血”。此后各家皆称为“瘀血”，但所指不同，如《证治准绳》称“污秽之血为瘀血”，《临证指南医案》、《医林改错》认为“久病入络为瘀血”，《血证论》认为“离经之血为瘀血”。总之所指虽不同，而瘀则一。

瘀血导致的疾病很多，如头痛、心痛、痹痛等各种疼痛，以及失眠、发热、出汗等证。瘀血致病的证候特点和其特异体征是瘀血辨证的主要依据。

二、历代医家论瘀

《内经》论瘀，并无瘀血一词，但有恶血、留血等名称，且在一些篇中谈到引起瘀血的原因及一些瘀血导致的证候。如《素问·调经论》说："五脏之道，皆出于经隧，以行血气，血气不和，百病乃变化而生。"《素问·缪刺论》说："人有所堕坠，恶血留内，腹中满胀，不得前后，先饮利药。"《素问·脉要精微论》说："夫脉者，血之府也……。濇则心痛。"《灵枢·五邪》说："邪在肝则两胁中痛，寒中，恶血在内，行善掣节，时脚肿。"

《内经》认为治疗瘀血需要疏决通导。如《素问·阴阳应象大论》说："血实宜决之"。《素问·至真要大论》说："疏其血气，令其调达，而致和平"，"坚者削之"，"结者散之"，"留者攻之"。这些经典论述，足以给后世医家很大启发。

与《内经》同时期的《治百病方》（甘肃武威汉墓出土）第五方即"×瘀方"。该书还记载了早于《神农本草经》的许多中药，其中具有活血化瘀作用的有当归、丹皮、大黄、牛膝、川芎、䗪虫等。可见活血化瘀治法在《内经》之前已用于治病。

汉代张仲景是瘀血学说的奠基人。他在《金匮要略》"惊悸吐衄下血胸满瘀血病"篇章中，总结前人经验，首先提出了瘀血名词，叙述了瘀血的几种主要症状及脉象。在其它篇中，并谈到瘀血的原因及治疗。张又在《伤寒论》的太阳和阳明篇中，对蓄血证作了比较详细的阐述。仲景关于瘀血、蓄血的论述，开拓了杂病、伤寒及妇科瘀血论治的新领域。他所制订的桂枝茯苓丸、下瘀血汤、桃核承气汤、抵当汤、抵当丸、鳖甲煎丸等方剂，为后世活血化瘀治法树立了典范。

药物学专著《神农本草经》，成书于东汉末年，载药

365种，记载了至今仍经常使用的活血化瘀药30余种，奠定了瘀血学说及活血化瘀治法的药物学基础。

隋唐时代的医学著作，如《诸病源候论》、《备急千金要方》、《外台秘要》，以及宋代的《圣济总录》等书，对瘀血的概念仍继承《内经》及仲景之说，将瘀血作为伤寒、妇产、外伤等门中主要证候之一及多种疾病的病因病机。这些著作扩充了许多活血化瘀的药物及方剂，在理论方面亦有了不少进展。

宋元时代，史载之最善用三棱、莪术。滑伯仁谓：每用补剂加桃、红等破血疏络之品，其效最捷，对蓄血证初以桃仁、大黄等行血破滞之剂，折其锐气，而后分别治之。朱丹溪最重视解郁散结，创立"气、血、湿、痰、食、热"六郁学说，被后人统称为"郁证"。实际郁与瘀意义相通，血郁即是血瘀。丹溪认为六郁之中以气血之郁最为重要，他说："气血冲和，万病不生，一有怫郁，诸病生焉。"（《丹溪治法心要·郁》）丹溪此说，是在气滞血瘀基础上演绎而来的。

明代朱棣等编的《普济方》，已充分注意到瘀血的危害。该书诸血门谓："人之一身不离乎气血，凡病经多日疗治不痊，须当为之调血。血之外证，痰呕，燥泻，昏愦迷妄，常喜汤水漱口，不问男女老少。血之一字，请加意焉。用药川芎、蓬术、桃仁、灵脂、生地黄、北大黄为要，呕甚者多加生姜，以此先利其宿瘀。"但总的来说，直到明代，医界还没有对瘀血的问题给予足够的重视，把瘀血作为一个专题来论述者尚未见到。

及至清代，瘀血学说始有较大的发展。如叶天士倡导"通络"之说，在《临证指南医案》一书里，对痹证、痛证、郁证、积聚、癥瘕、疟母、噎膈、便秘及月经、胎产等多种病证，广泛应用活血化瘀、通络的药物。对瘀血严重及有干血内结者，还常使用蜣螂、䗪虫、水蛭等虫类逐瘀药。王清任对发展瘀血学说贡献最大，他的专著《医林改错》成为研究瘀血学说的名著，他自制了八个以逐瘀或活血为名的方剂，其中通窍活血汤、血府逐瘀汤、膈下逐瘀汤三个方剂所治的病证，就有三十八种之多。这些方剂的疗效，不断为临床实践所证实。王氏医学成就的取得，与他对脏腑形质的重视是分不开的。由于他细致观察了人体的大体结构，认识到气血的重要性，得出了"治病之要诀，在明白气血"这个重要结论，这就帮助他对一些疾病用血瘀的原理去理解，因而收到了疗效，发展了瘀血学说及活血化瘀治则。

继王清任之后，唐容川对瘀血学说也有较大的贡献。他所著的《血证论》，详述各种出血的证治，同时阐明了瘀血和出血之间的关系，把消瘀作为治血四法之一，并认为祛瘀与生新存在着辩证关系。该书还对瘀血导致的多种疾病，作了归纳，并加以理论上的探讨。

周学海很重视活血化瘀的应用。他在记录其读书和临床心得的《读医随笔》里，推崇善用活血化瘀的医家(如史载之、滑伯仁、叶天士、王清任等)，同时批判了有些医家盲目畏惧活血化瘀的态度。他认为血痹、疟母、黄疸、中风、痉厥、癫等病，均与瘀血有关，都需要配合行血化瘀药治疗。对瘀血导致的虚损，甚至其它病后的调理，也多兼以活血，以除致虚之根。

近代张锡纯对瘀血也颇有研究，他于活血化瘀有许多发挥，自制了不少有效的活血化瘀方剂。如活络效灵丹、理冲汤、理冲丸等，临床颇有效果。何廉臣在《重订通俗伤寒论》一书中，专篇讨论血实证。他说："实者，瘀血、蓄血是也，瘀由渐积，蓄由猝成，瘀在腠理则乍寒乍热，瘀在肌肉则潮热盗汗，瘀在经络则身痛筋挛……皆当消瘀为主，轻者通络，重者破血，寒瘀温通，热瘀凉通，瘀去则新血自去。"

笔者授业师许寿仁先生，系江西名医，对瘀血证颇有研究。他生平赞赏王清任气虚血瘀学说，根据此一理论，治愈了不少重症、怪症。许师最得心应手的是治疗小儿瘀血发热，用血府逐瘀汤可以起到立竿见影之效。他根据经验，将小儿瘀血发热的症状归纳为六点：①一二天内突然高烧，但其它热之兼证不甚明显；②夜睡时，头往上耸，或惊悸不安，并略有咳嗽；③烦躁不安，甚至呈角弓反张；④面色黄；⑤指纹沉而不现；⑥热度稽留不退，用任何解热药均无效。以上症象不必悉具。

三、瘀血的形成及其病因病机

(一) 血的生理

在讨论瘀血的病因病机前，必须先谈谈血的生理。如《灵枢·决气》说："中焦受气取汁，变化而赤是谓血。"《灵枢·邪客》说："营气者，泌其津液，注之于脉，化以为血，以荣四末，内注五脏六腑，以应刻数焉。"血液的生成，来源于中焦脾胃摄取的水谷精微。此精微经转输、变化而赤则成为血。血生成以后，在经脉中周流不息，担负着灌溉、营养全身的作用，以维持机体各种正常机能，并供给各脏腑组织生长的物质资料。《景岳全书·杂证谟·血证》说："血灌溉一身，无所不及，故凡为七窍之灵，为四肢之用，为筋骨之和柔，为肌肉之丰盛，以至滋脏腑，安神魂，润颜色，充营卫，津液得以通行，二阴得以调畅，凡形质所在，无非血之用也，是以人有此形，惟赖此血。”张氏此说，充分说明了血在人体的重要性。

心主血，肝藏血，脾统血，血液的运行，由心所主，血液的生成及统摄，有赖于脾气的健旺，血之藏受及调节，则又与肝有关。临床对血证辨证论治时，多以此三脏为重点，其中瘀血的证象及治疗，与心、肝的关系尤为密切。

血的正常运行，还与气和津有密切关系。人之一身，皆赖气血循行，以营养四肢百骸。气非血不和，血非气不运，气主煦之，血主濡之。气与血的关系，正如唐容川所说：“载气者血也，而运血者气也。”(《血证论·脉证死生论》)血运行全身的动力是气，所以气的变化，必然会影响及血。气行则血行，气滞则血瘀，气虚则不能推动血液的运行，也必然会产生瘀滞，气虚和气滞均能导致血瘀，在治疗时，前者宜配合益气，后者则应配合理气、行气。

血的运行，除赖气的推动外，尚需津液的运载，这个观点，是周学海对血液生理的一个补充。他比喻道：血犹如舟，津犹如水，津液充沛，舟才能行。他又说：“夫人身之血，如胭脂然，有色有质，可粉可淖，人血可粉亦可淖者也。其淖者，津液为之合和也，津液为火灼竭，则血行瘀滞。”对津亏不足以载血而导致血行不畅甚至瘀塞的理论，是周氏对血的生理病理学的一大发挥。

（二）瘀血的病因病机

瘀血的产生原因很多，各家论述不一，下面就致瘀不同因素，分述如下。

1. 气滞致瘀论　人体周身血液的正常运行，全赖气的推动，故有“气为血之帅，气行则血行，气滞则血瘀，气虚则血少，气止则血停”之说。《难经》有“气主煦之”之论。由气滞而引起的血瘀，可以引起多种病变。《素问·调经论》指出：“五脏之道，皆出于经隧，以行血气，血气不和，百病乃变而生。”由跌仆伤气也可导致瘀血。如《诸病源候论》说：“血之在身，随气而至，常无停积，若因堕落损伤，而血即失度……皆成瘀血。”《杂病源流犀烛·跌扑闪挫源流》说：“气运乎血，血本随气以周流，气凝则血亦凝矣。……夫至气滞血瘀，则作肿作痛，诸变百出。”

2. 寒凝致瘀论　人体血脉受到寒凉侵犯，必然引起凝滞，阻塞脉络而成瘀血，并由此而引起多种证候，如《素问·调经论》说：“气血者，喜温而恶寒，寒则泣(泣同濇)不能流，温则消而去之。”这不仅说明了寒凝致瘀的病因，而且为治疗瘀血证提出了温经通络这一大法。《灵枢·经脉》说：“寒邪客于经脉之中，则血泣，血泣则不通。”清代王清任据此总结出“血得寒则凝结成块”之论点。

3. 热郁致瘀论　因热致瘀，在《内经》未详论及，而张仲景著《伤寒论》则对此颇多阐述。如《伤寒论》说：“伤寒有热，少腹满，应小便不利，今反利者，为有血也……”(第126条)。“太阳病……其人发狂者，以热下焦，少腹当鞕满，小便自利者，下血乃愈。所以然者，以太阳随经，瘀热在里故也，抵当汤主之。”(第124条)考伤寒本为热病，邪热传里，结于少腹膀胱，损伤络脉，血液受热而被迫外溢，残留脉外而成瘀血，这是指脉络外瘀血。王清任说：“血得热则煎熬成块”，就是指溢于脉络外的瘀血。

寒凝致瘀与热郁致瘀，是临床常见的原因截然不同的两种瘀证，临床必须详辨。

4. 外伤致瘀论　外伤致瘀是显而易见的。跌仆、扭挫、闪撞、坠堕以及撞击、金创等均可造成脉络破损，血液离经外溢，离经后残存于体内的部分血液即为瘀血。如《灵枢·贼风》指出："若有所堕坠，恶血在内而不去。"

5. 情志致瘀论　七情五志失调可以造成瘀血内阻。情志不遂，则气机郁滞，气滞则血亦滞，故能致瘀。如《灵枢·百病始生》说："若内伤于忧怒，则气上逆，气上逆则六输不通，温气不行，凝血蕴里而不散，津液涩渗，著而不去，而积皆成矣。"说明由于情志不调，气机不舒，初病气分，延久及血，血凝成瘀。笔者常遇因情志急愤而致病者，或低热、失眠等皆情志致瘀者，均用活血化瘀而愈。清代叶天士在治疗郁证时，尝采用行气解郁法，佐以活血通络之品，就是根据郁证久则入络的论点。

6. 久病致瘀论　久病气虚，可以导致瘀血内停。陈无择《三因极一病证方论》说："病者或因发汗不彻及吐衄不尽，瘀蓄在内。"《医林改错》说："伤寒温病后头发脱落，各医书皆言伤血，不知皮里肉外血瘀，阻塞血路，新血不能养发，故发脱落。"前者指发汗不彻，邪留经络，吐衄不尽，瘀阻脉道。后者指出内热久留，煎熬津液成块，阻塞血路，以致髓海失养而脱发，以虚实辨证而言，此种脱发属血瘀，为实证，故王清任创制通窍活血汤，其方义就是本着"瘀血不去，新血不生"的祛瘀生新原理。

四、瘀证临床证候特征

瘀证临床表现是多种多样的，其证候特征有如下几个方面。

1. 疼痛　瘀血属有形之物,瘀阻脉道,脉道不通,不通则痛。“痛者气血不通之意”。其特征是:痛点固定,久痛不愈,痛如针刺,反复发作,天阴加剧,活动则减。王清任《医林改错》说:“凡肚腹疼痛,总不移动者,是血瘀。”唐容川说:“瘀血在经络脏腑之间,则周身作痛,以其堵塞气之往来,故滞碍而痛……瘀血在上焦……或骨膊胸膈顽硬刺痛……瘀血在中焦则腹痛胁痛,腰脐间刺痛……瘀血在下焦则季肋少腹胀满刺痛……”(《血证论·瘀血》)。

2. 肿胀　瘀血阻塞局部,气滞血结,故生肿胀。分而言之:瘀阻于脏腑经络、脉络,则脏腑肿胀,或为癥瘕积聚(《内经》有肠覃、石瘕);瘀阻于体表经络,则生痈疖、痤痱。总之瘀血阻塞之处,即肿胀发生之所。如《金匮要略·妇人杂病脉证并治》说:“妇人少腹满,如敦状……此为水与血俱结在血室也。”

3. 寒热　恶寒发热,或但热不寒,或潮热,或低热,或寒热往来,是瘀血内蓄常见证候。瘀血的寒热由于瘀阻部位不同、病程长短各异、气血损耗的程度不一,从而表现也不相同。如:《金匮要略·惊悸吐衄下血胸满瘀血病脉证治》所说“病者如热状,烦满,口干燥而渴,其脉反无热,此为阴伏,是瘀血也”,为瘀血引起的低热;《金匮要略·妇人杂病脉证并治》所说“妇人年五十所……暮即发热……曾经半产,瘀血在少腹不去”,为瘀血引起的潮热;《明医指掌·诸血证》邵达按所说“跌仆损伤……一般寒热交作……或一时伤重就发寒热”,为瘀血引起的寒热往来。笔者临证常遇到小儿因跌仆引起的不明原因的发热。

4. 发黄　瘀血引起的发黄,称“瘀黄”。《伤寒论》指出:“太阳病,身黄,脉沉结,少腹鞕……小便自利,其人如狂者,血证谛也。”(第125条)《诸病源候论》瘀血候说:“血瘀在内,则时时体热面黄。”《临证指南医案》在辨别瘀血发黄与湿热发黄时指出:“久痛必入络,气血不行而发黄,非疸也。”瘀血的发黄,还伴有小便自利、大便色黑的症象。对瘀血内蓄引起发黄的原因,清代周学海认为:“黄之为色,血与水和杂而然也。”(《读医随笔·证治类·黄胆黑疸》)因此他主张治疗瘀血发黄时,“总须兼用化血之品一二味,如桃仁、红花、茜草、丹参之类,为其已坏之血,不能复还原质,必须化之,而后无碍于新血之流行也。”(出处同上)此说颇有见地,不仅瘀血证发黄,其它如湿热发黄、寒湿发黄,亦可参考。

5. 出血　瘀血证有时伴有内外出血现象,这种瘀血内阻的出血,在《伤寒论》中多有论及。如桃核承气汤证:下焦蓄血,少腹胀满,大便色黑;抵当汤证:蓄血发狂,少腹硬满,小便自利,喜忘,大便易而色黑。二证之大便色黑,显然是指内出血。唐容川说:“凡吐衄,无论清凝鲜黑,总以去瘀为先。”(《血证论·瘀血》)说明外出血亦有瘀血内阻者,故治疗还要化瘀。

6. 烦渴　瘀血内阻多伴有心烦不安和口渴欲饮等证候。其因是由于瘀血内蓄,阻塞脉络,蕴结日久则化热,热灼津液,心失所养则烦躁不安,热邪耗津则口渴欲饮。对瘀证发生口渴的病理,唐容川颇有发挥,他说:“瘀血在里则口渴,所以然者,血与气本不相离,内有瘀血,故气不得通,不能载水津上升,是以发渴。……瘀血去则不渴矣。”(《血证论·瘀血》)

7. 二便　瘀血证的患者,大便常呈黑色,其质或如漆样，或如酱样，其小便则通畅如常。《伤寒论》根据小便利与不利来区别是否为内有瘀血，如“太阳病，身黄，脉沉结，少腹硬，小便不利者，为无血也。小便自利，其人如狂者，血证谛也。”(第125条)

8. 心悸怔忡　气血运行全赖心气的推动，心气亦赖心脉中的气血以充养。若瘀血阻于心脉，则气血运行滞涩，脉道不通，则心失血养，轻则心悸不已，重则怔忡不安。

9. 神志异常　瘀血内阻，在神志方面往往表现为神昏谵语，健忘，惊悸，语无伦次，烦躁失眠，甚至发狂奔走，打人骂人等。如《伤寒论》说：“太阳病……其人如狂者，血证谛也。”(第125条)“太阳病六七日……其人发狂者……以太阳随经，瘀热在里故也。”(第124条)王清任《医林改错》说：“癫狂一症……乃气血凝滞，脑气与脏腑气不接，如同作梦一样。”唐容川《血证论·瘀血》说：“瘀血攻心，心痛，头晕，神气昏迷，不省人事。”

10. 脉、舌　瘀证的脉象特征，由于受病原因不同，脉象也较为复杂，一般以沉、迟、微、涩、结、伏、虚、细之脉为多见。在预后方面，《脉诀》指出：“瘀血内蓄，却宜牢大，沉小涩微，反成其害。”从舌象观察血瘀，应以舌质为主，舌质暗淡，为血虚有瘀，暗紫为瘀在经络，暗赤为瘀热内伏，舌暗赤如猪肝为瘀久损阴。

五、瘀证治疗原则

根据《素问·调经论》“血气者，喜温而恶寒，寒则泣不能流，温则消而去之”和《素问·阴阳应象大论》“血实宜决之，气虚宜掣引之”之论述，后人创立了益气通络、温经散寒、活血通络三大治则，从而为治疗瘀证奠定了基础。

以上三法是治瘀的总则，但是在应用时，还应根据具体情况，结合其它治法，或佐软坚散结，或佐破气降气，或佐清热凉血，或佐泻火解毒，灵活应用，不可拘泥。但是万变不离其宗，宗就是化瘀。诚如何梦瑶《医碥》所说：“凡血妄行瘀蓄，必用桃仁、大黄行血破瘀之剂。盖瘀败之血，势无复还于经之理，不去则留蓄为患，故不问人之虚实强弱，必去无疑，虚弱者加入补药可也。”此论既抓住了治瘀的原则性，又指出了治瘀的灵活性。

临床常用的治瘀方法如下：

1. 温经化瘀法　此法是温经散寒与活血化瘀两法的结合，适合于瘀血偏寒的寒瘀证。以妇科病为例：如经期愆后，少腹冷痛，经色紫暗有块，舌质淡而无华，或舌质暗淡，口淡不欲饮，脉来沉迟细弱。常用方剂如少腹逐瘀汤、大温经汤、生化汤、当归四逆汤等。

2. 理气化瘀法　此法为行气顺气与活血化瘀两法同用，适用于气滞引起的血瘀。其立法是根据“血随气行，气为血帅”的理论，通过行气活血，达到化瘀开阻，疏通血络，改善血运的目的。凡辨证属于气滞血瘀的各种病证，均可用之。如胁肋刺痛，胸痹作痛，腹痛胀气，善怒，舌质紫暗，或有瘀斑，脉来沉濇或弦紧。常用方剂如柴胡疏肝散、逍遥散、越鞠丸、金铃子散、沉香化气丸，适当加入活血化瘀药。

3. 清热化瘀法　此法为清热泻火（包括凉血解毒）与活血化瘀两法相结合，适用于瘀血偏热者，即热瘀。由于热伤络脉，迫血妄行，离经之血残留体内，形成热与瘀蕴结。其临床表现为发热，烦躁，口渴，神昏谵语，甚至发狂，呼吸气粗，局部疼痛拒按，大便色黑，小便短赤，舌绛苔黄，脉沉实滑数。常用方剂如桃仁承气汤、大黄牡丹皮汤、四妙勇安汤、黄连解毒汤、犀角地黄汤等。

4. 扶正化瘀法　此法为益气扶正与活血化瘀两法相结合。适用于瘀血迁延日久，伤及正气，体质虚弱者，为气虚血瘀证。其病机是瘀蓄日久，血病及气，气虚不能运血，血瘀不能生气，以致正气不足，阳气亏虚。其临床表现为气短神怯，肢凉乏力，憎寒低热，心悸怔忡。证属虚中挟瘀，虚人实证。治宜扶正益气以培其本，活血化瘀以治其标。常用方剂如补阳还五汤、当归补血汤、独参汤、参附汤、大补元煎等加活血化瘀药。

5. 祛风化瘀法　此法为祛风舒筋与活血化瘀两法相结合，适用于瘀阻经络，证见风中经络的肢体麻木不仁、半身不遂、口眼㖞斜，语言謇涩、舌强蜷缩等症。根据“治风先治血，血行风自灭”的理论，宜活血化瘀佐以祛风通络为治。常用方剂如天麻钩藤饮、小续命汤、大秦艽汤、蠲痹汤、身痛逐瘀汤等。

6. 滋阴化瘀法　此法是滋阴补血与活血化瘀两法相结合，适用于瘀阻日久，蕴积化热，热灼津血，导致阴虚血损的病证。其立法是：滋阴养血以扶持正气，活血化瘀以祛除邪气。其主证是：低热不解，骨蒸盗汗，消瘦乏力，面白唇燥，心悸怔忡，头昏腰痠，少寐多梦，舌红少津，脉细数，无苔或薄黄苔。常用方剂如六味地黄丸、大补阴丸、秦艽鳖甲汤、生脉饮、左归丸、左归饮等加活血化瘀药。

六、临床常见瘀证辨证论治

临床瘀证，时有所见，但表现各不相同。有的出现疼痛，有的表现发热、咳嗽、失眠、多汗，有的还出现遗精、淋浊。但按活血化瘀方法治疗，可以起到瘀去病除作用。兹将有关瘀证辨证论治分述于下。

（一）瘀血头痛

头为诸阳之首，五脏精华之血和六腑清阳之气皆上会于头。六淫之伤，七情之扰，皆足以上犯巅顶，成为致病之由。故头痛常以风、火、痰、瘀为主要病因，往往经久不愈。头痛之因于瘀血者，每发则头痛剧烈，如击如刺，时痛时止，痛处固定，在情绪激动时疼痛尤甚，脉多沉濇，舌多紫暗。常见病为血管神经性头痛、外伤性头痛、脑血管瘤等。辨证：外伤跌仆致瘀，或久病气滞血瘀，每易形成本病，亦即叶天士所谓“久病入络”也。治法：辛润活血。方剂：通窍活血汤、血府逐瘀汤。

附：病案

徐某某，男性，45岁。

患者五年前开始有头痛现象，以后逐渐加剧，每遇情绪激动时则头痛发作，每发则头部青筋（静脉）暴露。近三年来发作更频，发时如有锥刺，固定不变，痛甚则恶心呕吐，甚为痛苦。曾在某医院神经内科检查，诊断为血管神经性头痛，服止痛剂无效，也服过中药，如川芎茶调散、清震汤、温胆汤等疏风、清火、化痰汤剂，效果均不明显，乃转我院治疗。诊察：脉沉涩，舌暗紫，苔薄黄，头发脱落稀疏，额部颞部青筋怒张，手触则痛甚，饮食睡眠均受到影响。辨证:暴病在经,久痛入络,本病已有三年,是瘀血阻滞脉络之证,不通则痛也。治法:活血通络。

桃仁 8 克　红花 8 克　熟地 15 克　当归 10 克　赤芍 10 克　川芎 8 克　柴胡 6 克　枳壳 8 克　生甘草 8 克　桔梗 10 克　牛膝 10 克　细辛 3 克(3 剂)

二诊:服前方后,头痛稍有减轻,但晚间疼痛仍甚,睡不安寐,因晚间阴气盛而血流不畅也,脉舌同前。仍按原法,再进五剂。

三诊:头已不痛,但昏眩如有重压,能睡片刻,脉沉细,舌暗红,苔薄黄,手摸痛处已无感觉。药已中病,效不更方,仍按原方再进五剂。

注:头痛之因于瘀血,屡见不鲜,除脑外伤外,很多原因都可造成瘀血阻于脉络,非疏风止痛药所能奏效,只有活血化瘀,可获立竿见影之效。本例患者头痛三年,服各种药无效,服中药十三剂,头痛基本消失,但在工作紧张或工作至深夜时,头痛往往复作,照原方进服数剂,头痛随即缓解。

(二) 瘀血心痛

心痛名称,始于《内经》,如《灵枢・厥病》说:"真心痛,手足青至节,心痛甚,旦发夕死,夕发旦死。"《素问・藏气法时论》说:"心病者,胸中痛,胁支满,胁下痛,膺背肩胛间痛,两臂内痛"。古人扼要地说明了心痛证象。

心痛的原因,《素问・举痛论》指出:"寒气入经而稽迟……故卒然而痛。"严用和《济生方》指出:心痛"皆因外感六淫,内伤七情,或饮啖生冷果食之类"。朱肱《类证活人书》明确指出:"亦有失血之后,瘀血留滞,胸中隐隐痞痛……亦有痰涎停伏，窒碍不通而痛，更有本经血滞气郁，久从火化……皆俗所谓之心痛也。”从而说明心痛发病原因，不外六淫（主要寒邪）、七情、饮食、痰涎、气滞、血瘀，而尤以瘀血心痛为最多，以不通则痛也。近代医家治疗心痛多主张化瘀止痛，即根据于此。

笔者治疗心痛，辨证分为胸阳不振，心血瘀阻，肝肾阴虚，痰浊内扰。本节重点论述瘀血心痛，其它从略。

瘀血心痛，多发于晚间及气候突冷时刻，发时心前痛甚，发作频繁，心烦，胸闷，怔忡不安，面色晦暗，脉濇滞而迟，舌暗红，苔灰白，或薄黄。常见病为冠心病、心绞痛。辨证：劳心过度，心气受阻，气阻血瘀，心血瘀阻，不通则痛。治法：活血通络。方剂：血府逐瘀汤、失笑散。

附：病案

姚某某，男性，62岁。

三年前一个冬天，因工作劳累，气候又冷，开始发作胸前阵发性刺痛，以后慢慢增剧，晚间疼痛特甚，痛时四肢厥冷，反复发作。曾经市医院检查，心电图示右侧束支传导阻滞，心律不齐，诊断为冠心病、心绞痛。服硝酸甘油片、消心痛、潘生丁等药，当时有效，但经常发作，要求中药治疗。诊察：脉弦细涩，舌暗红，苔薄黄。血压150/100mmHg。辨证：心气不足，心血瘀阻。治法：活血化瘀。

生蒲黄10克　炒灵脂10克　当归10克　赤芍10克　丹参10克　桃仁6克　红花6克　降香8克　郁金10克　川芎8克　枳壳10克　三七6克（3剂）

二诊：服前方后疼痛有缓解，但偶有发作，脉弦细，舌暗红，苔薄黄。仍按原方再进五剂，并嘱早起运动，慢跑或打太极拳。

三诊:近几天来心痛未作,精神尚好,苔脉同前。嘱坚持运动锻炼,并给成药“心可宁”(本院自制)常服。

注:冠心病患者,均挟有瘀象,但有瘀多瘀少之不同。本例患者是以心血瘀阻为主的心痛,服活血化瘀药后,近期疗效颇为满意。但容易复发,程度较轻。嘱一面服药,一面坚持保健运动,以巩固疗效。半年来追访,未曾大发作,偶有不适而已。以后坚持运动,未再服药。

(三)瘀血痹痛

对于肢节痹痛,历代医家多从风寒湿而论。其根据是《素问·痹论》“风寒湿三气杂至,合而为痹也”。其后医家因鉴于风寒湿痹日久化热,故又有“热痹”之称。历代相传,一般皆按此病机论治。其后随着医学的不断发展,对痹痛的认识逐渐深入,创立了“瘀血致痹”和“痹证致瘀”学说。如《类证治裁》有“瘀血痹”,并设立了桃红饮和疏风活血汤。《医林改错》立“痹证有瘀”论,创身痛逐瘀汤。这些都给痹痛辨证增添了新的内容。

笔者在临床所遇到的痹证,病程短者,以风寒湿痹为多。病程久者,除阴虚、热痹外,当以瘀血痹痛为多,其病机是:风寒湿邪,痹阻经络,久则气血运行不畅,瘀血凝滞。其证肢节疼痛较一般为甚,痹着不移,局部有触痛,天寒则痛甚,气候转暖则减轻,脉多沉濇,舌暗。常见病为风湿性关节炎、类风湿性关节炎。辨证:瘀血凝滞,经络痹阻。治法:通痹化瘀。方剂:桃红饮、身痛逐瘀汤。

附:病案

曾某某,女性,35岁。

患者在1975年的夏天感受湿热之邪，关节疼痛，曾经多方治疗，愈而复发，每遇气候变化，则全身痹痛，迁延三年后去市某医院检查：抗“O”1,225单位，血沉56mm/h。诊断为风湿性关节炎。曾经抗风湿治疗和针灸、中药治疗，效果亦鲜。

笔者去年在门诊时给她连续治疗了四个月。开始用祛风通痹药如蠲痹汤，后用祛湿散寒药如乌头汤，继用补血通痹药如独活寄生汤、三痹汤等，均有减轻，但易复发。时隔一年，又来门诊。诊察：脉沉涩，舌暗紫，苔薄黄，面色欠华，唇色紫黑，关节周围色暗，皮肤干燥，局部有触痛。辨证：风寒久羁，窜经入络，脉络痹阻，痹久必瘀。治法：通痹化瘀。

秦艽10克　川芎8克　桃仁8克　红花8克　甘草6克　羌活8克　没药6克　当归10克　炒灵脂6克　香附6克　牛膝10克　地龙6克　黄芪15克（3剂）

二诊：服药后，关节疼痛略有减轻，余况同前。按原方再进五剂。

三诊：关节痛大减。因患者离汉去外地，嘱按前方继服二十剂。

注：痹之有瘀，临床常见，而瘀之甚者，本案较突出。患者在三个月后来院告知，前方共服五十余剂，关节痛至今未发。

（四）中风瘀阻经络

中风之发病，由于阴虚于下，肝阳暴张，阳化风动，血随气逆，挟痰挟火，横窜经隧。轻者可见口眼㖞斜、语言不利或半身不遂等风中经络之症。重者痰气壅盛，蒙蔽清窍，可见突然昏仆、不省人事等风中脏腑之症，甚至形成闭证或脱证。由于血随气逆，横窜经隧，血液不能归经，势必瘀阻经络，故出现口眼㖞斜、半身不遂等症。王清任论半身不遂本源，发明“气虚血瘀”学说。他说：“若元气一亏，经络自然空虚，有空虚之隙，难免其气向一边归并……则左半身无气，无气则不能动，不能动，名曰半身不遂。”创补阳还五汤益气化瘀，即为中风瘀阻经络而设。中风脉多弦劲，舌多紫暗。常见病为脑血管意外。辨证：风中经络，气虚血瘀，经络被阻，肢体不用。治法：益气化瘀。方剂：补阳还五汤。

附：病案

蔡某某，男性，65岁。

患者有多年高血压史，上月中旬因工作劳累，中风猝倒，口眼㖞斜，右半身不遂，语言謇涩，但神志尚清。急送某医院救治，测血压190/110mmHg，诊断为脑血栓形成。给以降压药，并用低分子右旋糖酐静滴一周后，略有好转，但因进步不明显，乃转中医治疗。诊察：脉弦数，舌暗赤，苔薄黄腻，口眼㖞斜，言语謇涩，右半身不遂，神志尚清，睡时烦躁，血压180/100mmHg。辨证：风阳上扰，虚风中络，气虚血瘀。治法：清阳熄风，益气通络。

黄芪15克　当归10克　白芍10克　川芎8克　地龙10克　桃仁6克　红花6克　玄参15克　钩藤10克　牛膝10克　草决明20克　生龙牡各20克(3剂)

二诊：自觉右手指能动，睡眠有好转。病有进步，仍守原法五剂。

三诊：右手很快能活动，右足进步不明显，能说简单词句，口眼㖞斜亦有纠正，脉弦细，舌暗赤，苔薄黄。治以益气通络，佐以育阴清阳。

黄芪 15 克　当归 10 克　赤芍 10 克　川芎 8 克　地龙 10 克　桃仁 6 克　红花 6 克　沙苑子 15 克　青葙子 15 克　夜交藤 10 克　钩藤 10 克　石决明 20 克(5 剂)

注:中风“气虚血瘀论”，是王清任一大贡献，益气化瘀的补阳还五汤治疗中风后遗症确有很好效果。本例患者连续治疗四个月，按原方加减共服药一百二十余剂，并兼用针灸治疗，半身不遂全部恢复，口眼㖞斜获得纠正，语言清楚。一年后追访，体力尚健，已上班工作，但血压有时不稳定。

(五) 瘀血咳喘

咳喘的病因，为外感与内伤。外感之喘因风寒外袭，肺卫受邪，肺气不得宣泄。内伤之喘则有脾虚生痰、肝火犯肺、肾不纳气之分。古人对咳喘总的概括为:外感之咳喘多有余，内伤之咳喘多不足。可是很少医书论及咳喘有因于瘀血者。

笔者在临床偶可遇到咳喘因于瘀血者。这种患者往往咳喘日久，诸药杂投而不见效，酿成瘀血内蓄。其病机由于咳喘反复不愈，必然久咳损肺，以致咳血、咯血、血出不畅，即可致瘀，或肾不纳气，气虚亦可致瘀。其证咳喘痰多，咯痰不畅，胸痛，心慌心悸，动则喘甚，面目浮肿，脉细涩，舌暗紫。常见病为支气管哮喘、肺心病。辨证:久咳损肺，肺气虚耗，肺朝百脉，血府瘀阻。治法:活血化瘀，化痰理气。方剂:血府逐瘀汤、金水六君煎。

附:病案

陈某某,女性,40岁。

患者初中时就发生喘咳,以后逐渐增剧,遇寒则喘,入冬益甚,每发必数日或数周不止,常至市某医院诊治,诊断为支气管哮喘。开始使用氨茶碱之类药物,效果较好,日久以后,氨茶碱亦欠效果。近几年来,几乎每年有半年时间在医院住院治疗。每发作时,张口抬肩,呼吸困难,息短声粗,汗出如珠,仰靠代替睡眠,心慌怔忡,口唇及指甲发紫。心电图检查:右心高电压,肺型P波,提示为肺源性心脏病。X线透视:肺气肿合并感染,右心肥大。曾用西药激素加抗菌素治疗,均未缓解,中药止咳定喘剂亦少效,故邀笔者会诊。诊察:脉细数无力,舌紫无苔,口唇紫黑,手指发紫,呼吸极度困难,端坐喘气,不能平卧,喉间水鸡声连续不断。辨证:喘咳日久,心肺受损,气痰阻于肺络,瘀血蓄于血府。治法:化痰定喘,行气化瘀。

生地10克　当归10克　赤芍10克　川芎6克　桃仁6克　红花6克　枳壳10克　牛膝10克　桔梗10克　生甘草6克　款冬花10克　橘红8克(2剂)

二诊:喘咳有所缓解,痰易咯出,精神好转,有时仰靠能睡片刻,余症同前。再将原方进三剂。

注:久病必瘀,本例亦然。本案并有痰瘀夹杂现象,故用化痰行瘀剂共十余剂,症象大有改善,口唇指甲青紫现象略有转好,能仰卧片刻,饮食稍有增加。因不愿服药,乃停药观察。

(六) 瘀血失眠

失眠古称不寐,其原因颇多,如心脾不足、心肾不交、肝阳内扰、心胆气虚、胃中不和、瘀血内阻等。本节专门讨论瘀血内阻的失眠。瘀血之所以成为失眠的病因,是由于情绪过度紧张,或突受惊骇恐吓,或跌仆损伤,导致心胆气虚,瘀血内阻,心神不宁而不眠。证见突然烦扰不安,睡不成寐,或彻夜不能成寐,或合目成梦,难寐易醒,有的连续多天毫无睡意,神情紧张,状甚痛苦,脉多弦细而涩,舌多暗紫。常见病为神经衰弱。辨证:瘀血内阻,心神不安。治法:化瘀安神。方剂:血府逐瘀汤合珍珠母丸。

附:病案

鲁某某,男性,23岁。

近两月来因准备参加升学考试而复习功课,精神特别紧张,常学习到深夜,因而影响睡眠。接近考试日期,几乎废寝忘食,及至考试完毕,本想休息安睡几天,可是由于精神兴奋过度,静不下来,心神不宁,欲睡而目不合,白天精神萎靡,晚间则无比兴奋,食欲不振,形体日疲,口干口苦。服西药安定、利眠灵、速可眠等均无效,乃转服中药养血安神片、脑乐静等及补心安神煎剂,也无济于事,遂至我院门诊。诊察:脉细数而涩,舌暗紫,苔干黄少津,精神萎靡,两目红丝绕睛,面色晦暗。辨证:精神紧张,神不守舍,瘀阻脉络,血不养心。治法:化瘀安神。

当归8克　赤芍8克　生地8克　川芎6克　桃仁6克　红花6克　柴胡5克　桔梗6克　牛膝6克　枳壳6克　生甘草4克　珍珠母20克(3剂)

二诊:服药二剂后,如沟渠得到疏通,钥匙套入锁内,原症烟消云散,倦然思睡,第二夜睡三小时,第三晚睡五小时。药已中病,再以原方三剂。

注:瘀血引致的失眠,临床屡见不鲜,各种原因导致精神高度紧张,均可引起血瘀失眠,而非一般安眠剂所能获效。本案患者服药至第六剂,睡眠完全恢复正常,除偶因学习紧张时稍有失眠外,无其它不适。

(七)瘀血发热

《素问·热论》说:"今夫热病者,皆伤寒之类也。""人之伤于寒者,则为病热。"表明发热多因伤寒而引起。除此以外,还有非伤寒而发热者,如阴虚发热、阳虚发热、瘀血发热等。瘀血发热的病机是:瘀血阻络,腠理闭塞,肺气不得宣泄,热邪由内发生。证见发热或午后低热,入暮则退,反复发作,迁延不已,有的拖延数个月不愈。小儿瘀血发热,往往因摔倒惊恐而起,可以突然发热,体温可达到 39℃以上,找不到病因,用药亦无效果,发热则迁延不退。本病脉沉濇,小儿指纹暗紫,舌暗或有瘀点,苔薄黄,面黄肌瘦。常见病为不明原因发热、低热。辨证:瘀血阻络,邪郁化热。治法:化瘀退热。方剂:血府逐瘀汤。

附:病案

史某某,男性,49 岁。

上月因发热咳嗽住入市某医院,经各种检查,发热原因仍不明,开始认为是感冒但治疗无效,后诊断为病毒性肺炎治疗亦无效,抗菌素如青、链、红、庆大等用后无任何反应。血象在正常范围,无其它特殊症状和体征。家属极为着急,转延中医治疗。笔者细询病史:据述发病前并无感冒症状,是无故发起烧来的,以往亦无其它慢性病史。家属回忆,在发病前一周,因女儿工作问题到处奔走,又急又累,体力逐步不支。据此乃悟出"劳而致瘀,瘀而发热”为本案主要病因病机。诊察:脉沉数而涩,舌暗有瘀点,苔薄白,测体温38℃,精神不振,下肢软弱无力,食少纳呆,睡不安寐。辨证:瘀阻经络,邪郁化热。治法:活血退热。

生地 10 克　当归 10 克　赤芍 10 克　川芎 8 克　桃仁 8 克　红花 8 克　柴胡 6 克　枳壳 6 克　牛膝 8 克　桔梗 8 克　生甘草 6 克　黄芩 8 克(2 剂)

二诊:服药后,热虽未退,但精神有所好转。按原方再进二剂。

三诊:第三天上午已不烧,下午体温 37.7℃,第四天体温降至 37℃,是一个月来未有之温度,而且精神更有好转,能进饮食,脉沉细,舌转淡。是邪袪正复现象,踵前方加减。

生地 10 克　当归 10 克　赤芍 10 克　川芎 6 克　桃仁 6 克　红花 6 克　柴胡 6 克　枳壳 6 克　生甘草 6 克　牛膝 6 克　桔梗 6 克　黄芪 15 克　白术 10 克(3 剂)

注:瘀血发热,临床常可遇到,对未找到任何原因的发热,而又缠绵不退,或热势不扬,即可考虑为瘀血发热。本例患者,服药第七剂后,体温稳定在 37℃以内,此后未再发热,精神体力逐步恢复而告痊愈,远期追访,亦无反复。

(八) 瘀血汗证

因瘀出汗,历代各家很少论及。实际临床所见,无论自汗、盗汗、头汗、手足心汗、半身汗,均有因瘀血而出者。瘀血汗出,必须活血化瘀,如血府逐瘀汤少佐敛汗药。

附:病案

朱某某,男性,35 岁。

三年前因工作紧张,往往工作到深夜。当时正值初夏,气候已热,全身出汗,并未介意。及至秋凉,衣被着体,仍有汗出津津,自甚奇之。渐渐发觉左半身汗出颇多,右半身皮肤干燥,特别在冬天,左侧头额部、眉间、鼻部汗出如珠,而另一侧则干燥,在吃饭、说话或紧张工作时更明显。至市某医院检查,诊断为植物神经功能紊乱,治疗亦乏效果,乃转中医治疗。诊察:脉沉细,舌暗红,苔薄黄,除出汗外,余无异常。辨证:瘀血内阻,腠理空疏,津液不能内守,被迫而出。治法:活血化瘀,益气固表。

生地 10 克　当归 10 克　白芍 10 克　川芎 8 克　桃仁 6 克　红花 6 克　柴胡 6 克　枳壳 8 克　生甘草 8 克　牛膝 10 克　桔梗 8 克　黄芪 15 克(3 剂)

二诊:服前方二剂后,汗出减少,第三剂后即觉左右两侧出汗相同。仍疏原方三剂。

注:汗出因于瘀血者,在植物神经功能紊乱中所占比例较大,治不得法,往往缠绵不已。本案患者得病三年,诸治无效,仅服化瘀药六剂,半身出汗完全消失,无任何不适,是亦沟渠疏通,水流通畅,溢水自退矣。

(九) 瘀血癫疾

癫疾为神志失常的疾病。其病因多以七情所伤为主,其病机多为痰气上逆,扰乱神明所致。然由外伤致瘀血内阻而成癫疾者,间亦有之。瘀血内阻,与痰气郁结不解,痰瘀上蒙心窍,以致神志模糊,轻者为痴为呆,重则为癫为狂。证见神态失常,情绪低落,时悲时喜,哭笑无时,语无伦次，不避亲疏，面壁自语，面黄，食少，脉弦滑，舌暗紫，苔白腻。辨证：痰瘀内结，迷蒙心窍。治法：理气化瘀，开窍化痰。方剂：癫狂梦醒汤、桃红四物汤合温胆汤。

附：病案

郭某某，男性，52岁。

患者平素身体尚健康，情绪正常，半月前因走路太急，不慎跌倒，摔伤下颌部，并有血肿，受伤后数晚彻夜不寐，突然神志失常，坐立不安，自言自语，语无伦次，不避亲疏，有时不食不语，喜乐无常，被家属急送市精神病医院诊治。诊断为精神分裂症，给以安坦、氯丙嗪等药，数周后无效，乃转中医治疗。诊察：脉沉涩，舌暗有瘀点，苔薄黄微腻，表情痴呆，喃喃自语，问话不答，或答非所问。辨证：外伤瘀血内阻，夜寐不安，痰由中生，痰瘀蒙蔽心窍。治法：行瘀化痰。

桃仁8克　红花8克　川芎6克　当归10克　赤芍10克　陈皮10克　云苓10克　石菖蒲10克　生铁落20克　竹茹10克　远志8克　郁金10克(3剂)

二诊：家属代诉，服药后睡眠有好转，能索饮食，大便数日未解，苔脉同前。宗原方去郁金、茯苓，加熟军10克、天竺黄10克，4剂。

三诊：服药七剂后，意识逐步恢复清醒，大便已解，睡眠亦安，不需家属代述病情，能有问有答，但觉精力不足，身体虚弱，脉沉细，舌质瘀点已退，苔转薄黄。为瘀去痰化，出现气虚之象。按原方去桃仁、熟军，加黄芪16克、麦冬10克，继服五剂。

注：癫疾患者，应该有痰有瘀，常见的为痰多于瘀。本案为先瘀后痰，经用化瘀药治疗约两月，精神体力全部

恢复正常，三个月后上班工作，一切正常。远期追访，未有变化。

（十）瘀血淋浊

淋有五淋，浊分赤白，淋浊均为小便异常的疾患。其不同者：尿急、尿频、尿痛为淋，尿混如膏不痛为浊。《诸病源候论》认为："诸淋者，由肾虚而膀胱积热"所致。后世医家均以为实中有虚。笔者临床体会：淋浊实中有虚，但应以实为主。所谓实，就是实热，如湿热、心火、肝火、肾火。湿热蕴结可成砂石淋，心火下迫可成热淋、血淋、膏淋，气火郁于下焦，可成气淋、劳淋。赤白浊亦由上述原因而致。

除上述原因外，血瘀亦是淋浊常见原因之一，但前人很少论及。临床有先瘀而致淋浊者，亦有先淋浊而致瘀者。如瘀阻脉络，可转化为热蕴火结；或瘀阻尿道，而使尿出不畅。又如砂石淋，能损伤脉络，而致血瘀。

瘀血淋浊临床表现：疼痛较甚，或反复难愈，脉多弦细数，舌赤，苔多黄腻。辨证：湿热蕴结下焦，气滞血瘀。治法：清热利湿，活血化瘀。方剂：八正散加三棱、莪术。

附：病案

曹某某，男性，46岁。

三个月前自觉解小便不畅，有时刺痛，因工作忙，初未介意。有一天下午小便时，解出白色尿，状如牛乳，心中奇异，急至某医院检查。小便常规：蛋白(＋＋＋＋)，白血球(＋＋)，红血球少许，脓球(＋＋)。诊断：乳糜尿。晚间查血丝虫蚴阴性。作尿道感染治疗：注射青、链、四环、卡那、庆大霉素等抗菌素，口服呋喃坦啶，也服过一些中药如六味地黄丸、萆薢分清饮、清心莲子饮等，疗效均不满意。诊察：脉沉弦数，舌暗紫，苔黄腻，肉眼可见小便如米泔水。辨证：原有湿热，久治不愈，脉络瘀阻，瘀热交阻，蕴成膏淋。治法：清利湿热，佐以化瘀。

车前子 10 克　瞿麦 10 克　萹蓄 10 克　滑石 20 克　炒山栀 10 克　大黄 4 克　通草 10 克　生甘草 10 克　三棱 10 克　莪术 10 克　丹皮 10 克　牛膝 10 克(3 剂)

二诊：服前方三剂，小便基本清亮，尿时通畅无刺痛。小便检查：蛋白微量，白血球少许，余未发现。脉沉细，舌暗红，苔薄黄。为了清除余邪，给予原方三剂再服。

注：膏淋本为湿热下注，但往往挟瘀，有时以瘀为主。本案是偏于瘀者，共门诊五次，服药近二十剂，最后还应用滋肾利尿法善后，三个月顽固疾病全部消失，一月后复查，未见异常。

(十一) 瘀血遗精及阳痿

遗精及阳痿，多属肾虚疾患。心肾不交，肾虚不藏，或命门火衰，精关不固，相火过旺，或湿热下注，均可成为病因，临床必须求其因而治之。本节提到的瘀血引起的遗精及阳痿，往往易被医者及患者忽略。因为患者首先考虑自己是肾亏，要求服补肾药；医者也不免首先考虑肾亏补肾，待补肾无效时，才考虑其它原因之可能。

瘀血引起之遗精或阳痿，历代医书中很少论述。近年有些杂志中偶亦载瘀血致遗精及阳痿治验的文章，笔者临床亦偶遇之。细究其病机，是因瘀致遗(痿)，抑或因遗(痿)致瘀，二者又常互为因果。例如遗精以后，败精阻于通道，络脉不通，气血受阻，以致阳痿不举，或举而不坚。或欲念过甚，精液内洩而成瘀。或精道先有瘀血，与湿热相合，逼使精液渗渗流出。瘀血引致的遗精，往往如遗尿样流出，量多而清稀，每月数次，甚至每周数次，一夜二三次，遗后少腹空虚。本病多发生于青壮年。诊察：脉沉涩或沉细，舌质多暗红，并伴有头昏、失眠、记忆力减退、腰痠腿软、面色淡黄、未老先衰等症。常见病有性神经衰弱、急慢性前列腺炎。辨证：肾气不足，瘀阻精道，精不能内藏而遗出。治疗：化瘀温肾，血府逐瘀汤加紫石英、蛇床子、阳起石等；化瘀利湿，八正散加三棱、莪术。

附：病案

喻某某，男性，34 岁。

七年以来，经常遗精，结婚三年，婚后即发觉有阳痿不举现象，开始举而不坚，继而痿软不举。因为是晚婚，夫妻求嗣心切，心情非常紧张，越紧张则病情越严重，头昏失眠，精神苦恼，至某医院检查，只说是神经衰弱，其它无所发现。乃转中医治疗。诊察：脉沉细，舌暗红，苔薄白。辨证：肾元不足，阳事不举。治法：补肾益精。

山萸肉 10 克　熟地 15 克　杜仲 10 克　牛膝 10 克　肉苁蓉 10 克　楮实子 10 克　巴戟天 10 克　炒小茴 6 克　远志 6 克　五味子 8 克　红枣 6 克　淫羊藿 10 克

二诊：自述照原方已服三十余剂，无任何感觉，病情同前，未见好转，并述治疗前曾服不少补肾壮阳药，如龟灵集、三鞭壮阳丸及其它补肾药，犹如石沉大海，毫无反应，而且病情日趋严重。笔者反复思索，患者正值壮年，身体魁梧，又是晚婚，并无肾虚精损之佐证，而竟有阳痿不举者，乃晚婚久旷，求嗣心切，性交时心情急迫，气急血乱，瘀血生焉，脉络受阻，阳痿乃成。拟活血化瘀，少佐补肾。

生地10克　当归10克　赤芍10克　川芎6克　桃仁6克　红花6克　柴胡4克　枳壳6克　生甘草4克　桔梗8克　牛膝8克　紫石英8克　蛇床子8克（5剂）

三诊：服完第三剂，夜半有勃起，但不坚硬。服至第五剂，阳痿现象大有改善。药中病机，原方再进五剂，嘱暂戒房事，以收全功。患者反应，服药后稍有恶心，可能是蛇床子气味作用，嘱在饭前进服，以减轻副作用。

注：阳痿之因于瘀血者，古籍颇少记载。近年中医杂志上有时发表此类文章，辨证准确，往往可以立起沉疴。本案曾服补肾壮阳药百十余剂，无济于事，二诊方连服十剂，阳痿已愈，性生活正常，患者喜形于色。嘱以节制房事。一年后追访，其爱人已生育矣。

（十二）瘀血经乱

瘀血经乱，是指因瘀血而致的妇女月经疾患，常见的月经疾病有月经不调、痛经、闭经、崩漏。

《素问·阴阳别论》说："二阳之病发心脾，有不得隐曲，女子不月。"指出妇女月经病与情志关系密切。情志不遂必致肝郁气滞，气滞则血瘀。因此月经不调、痛经、闭经、崩漏，皆可因于瘀血。

如气机阻滞，或胞宫寒凝，则血流不畅，故月经后期或经乱不定期。情志不舒，肝气郁滞，气不能运血以畅行，血不能随气以流通，故血滞胞中而痛经。肝气郁结，气郁血滞或寒滞胞宫，均可导致闭经。冲任受损，气不能引血畅行，或气不能摄血，致血瘀胞中，或流出胞外，故或漏或崩。综上所述,妇女经病皆可能与瘀血有关。

笔者体会,妇女经病最多原因是气血虚弱、肝郁气滞及血瘀、血热。因此瘀血导致的经病,占妇女病极大比例。常见病为内分泌失调、功能失调性子宫出血、子宫肌瘤等。在论治上,凡属瘀血引起的月经不调,宜化瘀调经,用益母胜金丹;痛经宜温经逐瘀,用少腹逐瘀汤;闭经宜活血通经,用柏子仁丸合泽兰汤;崩漏宜止血化瘀,用胶红饮。

附:病案

胡某某,女性,52 岁。

月经在一年前已将尽,偶隔数月复来少许,近二周来突然经行暴注如崩,成块色黑,患者非常紧张,急至市某医院行妇科检查。其子宫体比正常大三分之一,被诊断为子宫肌瘤,注射“丙酸睾丸素”亦无效果,改用中药治疗。诊察:脉沉细,舌暗淡,苔薄白。辨证:老年血虚,瘀阻胞宫。治法:化瘀固冲。

阿胶 10 克　红花 8 克　冬瓜仁 30 克　当归 10 克　茜草 10 克　熟地 15 克　白芍 10 克　杜仲 10 克　艾叶炭 10 克　花蕊石 10 克　椿根白皮 10 克　侧柏炭 10 克　(3 剂)

二诊:服前方后,崩血已止,偶有漏下,但觉头昏、心慌,舌脉同前。守原方增损。

阿胶 10 克　红花 8 克　冬瓜仁 30 克　当归 10 克　熟地 15 克　黄芪 15 克　白芍 15 克　桂圆肉 15 克　椿根白皮 10 克　杜仲 10 克　侧柏炭 10 克　(3 剂)

三诊:崩漏基本停止,但身体虚弱,头仍昏,脉沉细,舌淡苔白。仍以益气固冲,佐以化瘀。

白术 10 克　党参 10 克　黄芪 15 克　当归 10 克　炙甘草 8 克　茯神 10 克　远志 6 克　枣仁 10 克　广木香 8 克　红花 8 克　阿胶 10 克　冬瓜仁 20 克(5 剂)

注:胶红饮是化瘀固冲的有效古方,佐以固涩之剂,对崩漏确有效果。本案用药六剂,崩漏基本停止,最后以补益心脾,益气摄血的归脾汤化裁,约服三十余剂,以竟全功。为了防患未然,按前方改制丸剂,长期服用。追访两年,崩漏未再作。后以年岁已大,天癸已绝,经事不再来矣。

(十三) 脑部外伤瘀阻

脑部受伤震荡,瘀血阻于脉络,血流不畅,证见头痛如刺如击,或头晕目眩,身摇摇不能自主,反复发作,阴雨天尤甚,记忆力锐减,往事辄忘,如同隔世,视力下降,四肢萎软乏力,重者可失去工作能力,脉多沉涩,舌暗紫有瘀点。辨证:脑部外伤,瘀阻脉络。治法:活血化瘀。方剂:复元活血汤、柴胡细辛汤。

附:病案

张某某,男性,48 岁。

行走时突然被背后一辆自行车撞倒在地,车轮由身上至脑部轧过,背部及脑部均被轧伤,人事不省,当即被过路群众抬至医院。检查:背部、脑部、面部伤痕累累,神识迷糊,双瞳孔等大,呼吸心跳尚正常,收住院观察。约半天时间,才渐渐苏醒过来,直呼头痛,继而眩晕,身摇摇不能站立。两天后才能扶起略站片刻,启步摇晃,行动蹒跚,唯恐跌倒,记忆力大减,遇事辄忘。诊断为脑震荡,住院一周,嘱回家休养,未作其它处理。出院后,眩晕仍甚,行动不稳，睡不安多梦。乃转中医治疗。诊察：脉弦涩，舌有瘀点，苔薄白，背部及头面部伤痕仍存在。辨证：脑部受伤，脉络瘀阻。治法：活血通络。

柴胡 10 克　炒山甲 10 克　当归 10 克　花粉 10 克　桃仁 6 克　熟军 6 克　生甘草 6 克　细辛 3 克　红花 6 克　三七 6 克　川芎 6 克　白芷 10 克　（3 剂）

另用云南白药 0.5 克，每日 3 次。

二诊：服完前药后，头痛大减，眩晕亦有好转，能站立行步，但不敢走远，害怕跌倒。按原方再进五剂，云南白药照原法进服。

三诊：头痛消失，眩晕亦轻，能安静入睡，自述记忆力亦逐步恢复，能在房前屋后散步，头面部伤疤结痂脱落，但留紫痕。仍按原方再进五剂。

注：脑震荡如不及时治愈，瘀血不化，脉络受阻，则能贻害终身，头痛眩晕纠缠不已，甚至丧失记忆力及工作能力。本案连续治疗月余，服药四十余剂，休息二月余。一切恢复正常，未留任何后遗症。

（十四）瘀血痞块

痞块为瘀血结滞于腹中，为有形之物，固定不移，痛有定处，它与积、癥同类，与聚、瘕有别。

本病的发生，多因七情郁结，脏腑失和，气机阻滞，瘀血内停，日久渐积而成。证见腹部包块，坚硬如拳，项下胸背出现蛛纹，形体消瘦，面色黧黑，腹大青筋，脉多沉涩，舌暗赤，苔黄腻。在分期上，以痞块软而不坚，正气未伤为初期；积块增大，按之觉硬，正气已伤为中期；积块坚硬，正气大伤为末期。辨证：气机阻滞，脉络不和，气阻血瘀，积而成块。治疗：行气消胀用五积散，化瘀软坚用膈下逐瘀汤、鳖甲煎丸，疏肝利水用达郁宽中汤。

附：病案

王某某，男性，45岁。

患血吸虫病十载，作过两次锑剂治疗。由于反复感染，血吸虫病始终未治彻底，形体日渐消瘦，体力渐感不支。近年来自觉腹部出现包块，并逐步增大，胀满不适，乃至市某医院检查：肝下界在肋缘下，触之硬，脾下界在肋下五厘米。诊断为血吸虫病肝硬化、脾肿大，建议手术切除脾脏，患者拒绝，希望中医治疗。诊察：脉弦，舌暗紫，苔黄腻，左上腹可触及包块平脐，腹中胀气，面色黧黑，项下蛛丝纹，历历可数。辨证：脏气不和，气阻血瘀。治法：行气化瘀。

桃仁6克　丹皮10克　赤芍10克　当归10克　元胡8克　香附10克　乌药8克　丹参10克　鳖甲10克　柴胡8克　白术10克　茯苓10克(5剂)

鳖甲煎丸6克，每日3次。

二诊：服药后，腹中胀气较轻，因患者不愿意服煎剂，嘱长期服鳖甲煎丸。

注：半年后患者来复查，自述服丸药从未间断，觉腹中包块缩小，精神体力均有好转。检查：脾大较半年前缩小二分之一，项下蛛纹亦已转淡，嘱坚持服丸药，希能全部恢复，以后结果不明。

七、有关问题讨论

(一) 关于瘀证与郁证关系问题

从辨证观点看，瘀与郁，有异有同。其异者：一为气郁，一为血瘀。其同者：气郁血瘀，原属一体。血瘀来源于气郁，气郁能促甚血瘀，血瘀使气郁增甚，导致恶性循环。

郁证是由于情志抑郁，气机郁滞所引起的疾病总称。凡因情志不舒，气郁不伸，而致血滞、痰结、食积、火郁，乃至脏腑不和等引起的种种疾病均属之，所以它的范围非常广泛。正如郑守谦所说："郁非一病之专名，乃百病之所由起也。"王安道也说："凡病之起，多由于郁。郁者，滞而不通之义。"朱丹溪对郁更有发挥，他说："血气冲和，百病不生，一有怫郁，百病生焉。"朱氏并根据上述观点，创立了六郁学说，即气郁、血郁、湿郁、痰郁、热郁、食郁，还明确指出：六者之间，先由气郁，而后有湿、痰、热、血、食等郁，并创越鞠丸治六郁。朱氏对郁证论述，可谓完备矣。试观六郁中的血郁，与血瘀毫无不同之处，而治疗郁证的越鞠丸，就具有化痰、消食、利湿、行血、清热作用，从而说明郁与瘀在病机上是相同的，只是在病名上略有区分而已。

（二）关于化瘀法配合其它治法的临床应用问题

由于瘀血产生的原因不同，临床瘀证存在各种各样的表现，例如有痛者，有肿者，有寒热者，有麻木者，有偏枯者，有咳喘者，有失眠者，有遗精者，如此种种，不一而足。然而在临床上是否统统单纯使用化瘀法呢？当然不是，而是在化瘀原则指导下，根据不同病因病症，辨证论治，灵活应用。如瘀痛者，止痛化瘀；肿胀者，消肿化瘀；气郁者，利气化瘀；寒热者，温中化瘀或清热化瘀；血虚者，补血化瘀；气虚者，益气化瘀；咳喘者，降肺化瘀；失眠者，安神化瘀；遗精者，补肾化瘀。所以说：临床辨证，必须权衡病情，有主有次，审慎地有机配合，才能获得事半功倍之效。

（三）关于化瘀药物的临床应用

常用化瘀药物很多，但在临床应用时尚有一定区别。下面分别举例说明。

养血活血药：生地、当归、赤芍、川芎、红花、桃仁、丹参、丹皮、鸡血藤、牛膝、大黄、三七。适用于血虚血瘀或瘀血内蓄引起的脱发、烦躁、口渴、发热、肌肤甲错等。

活血止痛药：川芎、元胡、郁金、乳香、没药、蒲黄、五灵脂、姜黄、赤芍、降香。适用于血行瘀滞，气血不通而引起的各种疼痛。

活血通络药：当归、川芎、丹参、乳香、没药、桃仁、红花、苏木、泽兰、地龙、穿山甲、桂枝、鸡血藤。适用于瘀血阻滞经络而见的肢体麻木、疼痛、发凉。

破血消癥药：三棱、莪术、姜黄、桃仁、五灵脂、水蛭、虻虫、䗪虫。适用于瘀血积滞，气滞血凝，久而结成癥积痞块。

活血调经药：当归、赤芍、丹参、桃仁、红花、郁金、泽兰、益母草、香附等。适用于瘀血阻滞的月经不调、痛经、闭经等。

活血愈伤药：三七、苏木、红花、乳香、没药、血竭、五灵脂、刘寄奴、降香、自然铜等。适用于各种外伤所致的青紫肿痛，骨折损伤。

活血消痈药：乳香、没药、桃仁、穿山甲、丹皮、赤芍、皂刺、王不留行等。适用于痈肿初起，发热肿痛。

活血止血药：三七、花蕊石、茜草、蒲黄、血竭、藕节、丹皮、大黄等。适用于出血挟瘀诸症。

凉血散血药：丹参、丹皮、赤芍、生地、郁金、桃仁、红花等。适用于温病内陷营血，瘀热互结，神昏谵语，发生斑疹等。

附：本书方剂汇编

一　画

一贯煎(《柳州医话》)

北沙参　麦冬　当归　生地　枸杞　川楝子

二　画

二母散(《太平惠民和剂局方》)

知母　贝母　生姜

二神丸(《医宗金鉴》)

补骨脂　肉豆蔻

二陈汤(《太平惠民和剂局方》)

半夏　橘红　茯苓　炙甘草

八正散(《太平惠民和剂局方》)

车前子　木通　瞿麦　萹蓄　滑石　甘草　山栀仁　大黄

人参养荣汤(《太平惠民和剂局方》)

人参　白术　茯苓　炙甘草　熟地　黄芪　桂心　当归　白芍　五味子　远志　陈皮　姜　枣

十全大补汤(《太平惠民和剂局方》)

人参　白术　茯苓　炙甘草　熟地　当归　白芍　川芎　黄芪　桂心　姜　枣

三　画

三子养亲汤(《韩氏医通》)

紫苏子　白芥子　莱菔子

三妙丸(《医学正传》)

黄柏　苍术　牛膝

三痹汤(《校注妇人良方》)

独活　秦艽　防风　细辛　当归　白芍　川芎　熟地　杜仲　牛膝　人参　茯苓　甘草　肉桂　黄芪　川断　生姜

大补元煎(《景岳全书》)

山萸肉　炙甘草　山药　人参　杜仲　当归　枸杞　熟地

大补阴丸(《丹溪心法》)

黄柏　知母　熟地　龟板

大防风汤(《太平惠民和剂局方》)

川芎　附片　熟地　白芍　防风　当归　白术　黄芪　杜仲　羌活　人参　甘草　牛膝　姜　枣

大承气汤(《伤寒论》)

大黄　芒硝　枳实　厚朴

大青龙汤(《伤寒论》)

麻黄　桂枝　甘草　杏仁　生石膏　生姜　大枣

大黄牡丹皮汤(《金匮要略》)

大黄　丹皮　桃仁　芒硝　瓜子

大秦艽汤(《医学发明》)

秦艽　石膏　甘草　川芎　当归　独活　白芍　羌

活　防风　黄芩　白芷　白术　生地　熟地　茯苓　细辛

大温经汤(《又名温经汤》)(《金匮要略》)

吴萸　当归　白芍　川芎　人参　桂枝　阿胶　丹皮　生姜　甘草　半夏　麦冬　白术

小承气汤(《伤寒论》)

大黄　枳实　厚朴

小建中汤(《伤寒论》)

白芍　桂枝　甘草　生姜　大枣　饴糖

小金丹(《外科全生集》)

白胶香　草乌　五灵脂　地龙　木鳖子　乳香　没药　当归　麝香　香墨炭

小活络丹(《太平惠民和剂局方》)

川乌　草乌　地龙　天南星　乳香　没药

小柴胡汤(《伤寒论》)

柴胡　黄芩　人参　半夏　甘草　生姜　大枣

小陷胸汤(《伤寒论》)

半夏　瓜蒌　黄连

小续命汤(《备急千金要方》)

麻黄　防风　防己　人参　黄芩　肉桂　甘草　白芍　川芎　杏仁　附子　生姜

下瘀血汤(《金匮要略》)

大黄　桃仁　蟅虫

万灵丹(《外科正宗》)

茅术　全蝎　石斛　天麻　当归　甘草　川芎　羌活　荆芥　防风　麻黄　细辛　川乌　草乌　首乌

雄黄

四　画

少腹逐瘀汤(《医林改错》)

小茴香　干姜　元胡　五灵脂　没药　川芎　当归　生蒲黄　肉桂　赤芍

天麻钩藤饮(《杂病证治新义》)

天麻　钩藤　黄芩　牛膝　杜仲　石决明　桑寄生　炒山栀　益母草　夜交藤　茯神

升阳散火汤(《脾胃论》)

生甘草　防风　炙甘草　升麻　葛根　独活　白芍　羌活　人参　柴胡

贝母栝蒌散(《医宗心悟》)

贝母　栝蒌仁　胆南星　黄芩　橘红　黄连　甘草　黑山栀

水肿汤(许寿仁方)

麻黄　桂枝　白术　黄芪　苡仁　通草　茯苓皮　赤小豆　冬瓜仁　广木香

开关散(《医宗金鉴》)

乌梅肉　冰片　生南星

丹栀逍遥散(《校注妇人良方》)

丹皮　山栀　当归　白芍　白术　茯苓　甘草　柴胡　薄荷

止嗽散(《医学心悟》)

紫菀　白前　百部　桔梗　荆芥　陈皮　甘草

五积散(《太平惠民和剂局方》)

白芷　川芎　甘草　茯苓　当归　肉桂　白芍　半夏　陈皮　枳壳　麻黄　苍术　干姜　桔梗　厚朴

六味地黄丸(《小儿药证直诀》)

熟地　山萸肉　山药　丹皮　泽泻　茯苓

六君子汤(《校注妇人良方》)

半夏　陈皮　人参　白术　茯苓　甘草

牛黄清心丸(《痘疹世医心法》)

牛黄　朱砂　黄连　黄芩　山栀　郁金

牛蒡解肌汤(《疡科心得集》)

牛蒡子　薄荷　荆芥　连翘　山栀　丹皮　石斛　玄参　夏枯草

化斑解毒汤(《外科正宗》)

玄参　知母　石膏　人中黄　黄连　升麻　连翘　牛蒡子　甘草

化痰顺气法(《时病论》)

茯苓　半夏　陈皮　甘草　广木香　厚朴

内托黄芪散(《外科正宗》)

川芎　当归　陈皮　白术　黄芪　白芍　穿山甲　角针　槟榔

内疏黄连汤(《外科正宗》)

木香　黄连　山栀　当归　黄芩　白芍　薄荷　槟榔　桔梗　连翘　甘草　大黄

乌头汤(《金匮要略》)

麻黄　白芍　黄芪　甘草　川乌

五　画

玉女煎(《景岳全书》)

熟地　牛膝　麦冬　知母　生石膏

玉屏风散(《丹溪心法》)

黄芪　白术　防风

玉真散(《外科正宗》)

南星　防风　白芷　天麻　羌活　白附子

白头翁汤(《伤寒论》)

白头翁　黄柏　黄连　秦皮

白虎汤(《伤寒论》)

生石膏　知母　甘草　粳米

生化汤(《傅青主女科》)

当归　川芎　桃仁　黑姜　炙草

生脉散(《内外伤辨惑论》)

人参　麦冬　五味子

生铁落饮(《医学心悟》)

天冬　麦冬　贝母　胆星　橘红　远志　石菖蒲　连翘　茯苓　茯神　玄参　钩藤　丹参　辰砂　生铁落

半夏白术天麻汤(《医学心悟》)

半夏　白术　茯苓　陈皮　天麻　甘草　生姜　大枣　蔓荆子

半夏厚朴汤(《金匮要略》)

半夏　厚朴　茯苓　生姜　苏叶

半夏秫米汤(《灵枢经》)

半夏　秫米

四妙勇安汤(《验方新编》)

玄参　当归　银花　甘草

四神丸(《校注妇人良方》)

破故纸　五味　肉豆蔻　吴茱萸　生姜　红枣

失笑散(《太平惠民和剂局方》)

蒲黄　五灵脂

左归饮(《景岳全书》)

熟地　山药　枸杞　茯苓　山萸肉　炙甘草

左归丸(《景岳全书》)

熟地　山药　枸杞　山萸肉　牛膝　菟丝子　鹿角胶　龟板胶

左金丸(《丹溪心法》)

吴茱萸　黄连

右归饮(《景岳全书》)

熟地　山药　枸杞　山萸肉　甘草　肉桂　杜仲附片

右归丸(《景岳全书》)

熟地　山药　山萸肉　枸杞　菟丝子　鹿角胶　杜仲　肉桂　当归　附片

归芍六君子汤(验方)

当归　白芍　法半夏　陈皮　人参　白术　茯苓甘草

归脾汤(《校注妇人良方》)

白术　人参　黄芪　当归　炙草　茯神　远志　酸枣仁　广木香　桂圆肉　生姜　红枣

瓜蒂散(《伤寒论》)

瓜蒂　赤小豆

龙胆泻肝汤(《医宗金鉴》)

龙胆草　黄芩　栀子　泽泻　木通　车前子　当归　柴胡　甘草　生地

仙方活命饮(《校注妇人良方》)

穿山甲　天花粉　甘草　乳香　白芷　赤芍　贝母　防风　没药　皂角刺　当归　陈皮　银花

加味桃红四物汤(验方)

桃仁　红花　生地　当归　赤芍　川芎　玄参　丹皮　紫草　银花　连翘　地肤子　防风

六　画

当归龙荟丸(《宣明论方》)

龙胆草　黄芩　栀子　当归　黄连　黄柏　大黄　芦荟　青黛　木香　麝香

当归四逆汤(《伤寒论》)

当归　桂枝　白芍　细辛　甘草　通草　大枣

当归补血汤(《兰室秘藏》)

黄芪　当归

导赤散(《小儿药证直诀》)

生地　木通　竹叶　生甘草

导痰汤(《校注妇人良方》)

法夏　陈皮　茯苓　甘草　南星　枳实

安宫牛黄丸(《温病条辨》)

牛黄　郁金　犀角　黄芩　黄连　雄黄　山栀　朱砂　梅片　麝香　珍珠

至宝丹(《太平惠民和剂局方》)

乌犀屑　玳瑁屑　琥珀　朱砂　雄黄　金箔　银箔　麝香　牛黄　安息香

地黄饮子(《宣明论方》)

熟地　巴戟天　山萸肉　石斛　肉苁蓉　五味子　肉桂　茯苓　麦冬　附片　石菖蒲　远志

血府逐瘀汤(《医林改错》)

生地　当归　赤芍　川芎　桃仁　红花　柴胡　枳壳　牛膝　桔梗　甘草

达郁宽中汤(《通俗伤寒论》)

沉香　当归　白芍　柴胡　香橼皮　蚕砂　鸡内金　茅根　川朴　鲜葱

芎芷石膏汤(《医宗金鉴》)

川芎　白芷　生石膏　菊花　羌活　藁本

阳和汤(《外科全生集》)

熟地　白芥子　鹿角胶　肉桂　姜炭　麻黄　甘草

防己黄芪汤(《金匮要略》)

防己　黄芪　白术　甘草　姜　枣

防风汤(《宣明论方》)

防风　甘草　当归　赤苓　杏仁　官桂　黄芩　秦艽　葛根　麻黄　姜　枣

防风通圣散(《宣明论方》)

防风　荆芥　连翘　麻黄　薄荷　川芎　当归　白芍　白术　山栀　大黄　芒硝　石膏　黄芩　桔梗　甘草　滑石

如意金黄散(《外科正宗》)

花粉　黄柏　大黄　姜黄　白芷　厚朴　陈皮　甘草　苍术　天南星

七　画

补中益气汤(《脾胃论》)

黄芪　当归　白术　陈皮　升麻　柴胡　人参　炙甘草　姜　枣

补火生土法(《时病论》)

附片　肉桂　菟丝子　破故纸　吴茱萸　益智仁　芡实

补阳还五汤(《医林改错》)

赤芍　川芎　当归　地龙　黄芪　桃仁　红花

补肺阿胶汤(《小儿药证直诀》)

阿胶　马兜铃　牛蒡子　甘草　杏仁　糯米

杏苏散(《温病条辨》)

苏叶　法夏　茯苓　甘草　前胡　桔梗　枳壳　生姜　橘皮　大枣　杏仁

皂荚丸(《金匮要略》)

皂荚

麦门冬汤(《金匮要略》)

麦冬　半夏　人参　甘草　粳米　大枣

冷哮丸(《张氏医通》)

麻黄　川乌　细辛　蜀椒　白矾　皂角　半夏曲　胆南星　杏仁　甘草　紫菀　款冬花

赤小豆当归散(《金匮要略》)

赤小豆　当归

苏合香丸(《太平惠民和剂局方》)

白术　青木香　乌犀角　香附　朱砂　煨诃子　白檀香　安息香　沉香　麝香　丁香　荜茇　冰片　苏合香油　薰陆香

沉香化气丸(《御药院方》)

沉香　甘草　木香　陈皮　砂仁　藿香　莪术　麦芽　神曲　香附

身痛逐瘀汤(《医林改错》)

当归　川芎　桃仁　红花　香附　五灵脂　没药　地龙　牛膝　秦艽　羌活　甘草

苇茎汤(《备急千金要方》)

苇茎　苡仁　桃仁　冬瓜仁

八　画

金水六君煎(《景岳全书》)

熟地　当归　半夏　陈皮　茯苓　甘草

金匮肾气丸(《金匮要略》)

附片　桂枝　熟地　山萸肉　山药　泽泻　茯苓　丹皮

金铃子散(《太平圣惠方》)

延胡索　川楝子

金锁匙(《外科正宗》)

焰硝　硼砂　冰片　僵蚕　雄黄

泻心汤(《金匮要略》)

大黄　黄连　黄芩

泻白散(《小儿药证直诀》)

地骨皮　桑白皮　生甘草

泻黄散(《小儿药证直诀》)

藿香叶　山栀　石膏　甘草　防风

定喘汤(《摄生众妙方》)

白果　麻黄　苏子　甘草　款冬花　杏仁　桑白皮　黄芩　半夏

定痫丸(《医学心悟》)

天麻　川贝　胆南星　半夏　陈皮　茯苓　茯神　丹参　麦冬　石菖蒲　远志　全蝎　僵蚕　琥珀　辰砂　竹沥　甘草　姜汁

抵当汤(《伤寒论》)

水蛭　虻虫　桃仁　大黄

参附汤(《正体类要》)

人参　附子

青州白丸子(《太平惠民和剂局方》)

天南星　白附子　半夏　川乌

知柏地黄丸(《医宗金鉴》)

知母　黄柏　生地　山萸肉　山药　泽泻　茯苓　丹皮

苓桂术甘汤(《伤寒论》)

茯苓　桂枝　白术　甘草

抱龙丸(《小儿药证直诀》)

天竺黄　雄黄　辰砂　麝香　天南星

泽兰汤(《校注妇人良方》)

泽兰叶　当归　白芍　甘草

九　画

养阴清肺汤(《重楼玉钥》)

生地　麦冬　甘草　玄参　丹皮　薄荷　白芍　贝母

养真丹(《医学入门》)

熟地　当归　白芍　川芎　羌活　麻黄

养胃方(《临证指南医案》)

麦冬　扁豆　玉竹　甘草　桑叶　沙参

香连丸(《兵部手集方》)

广木香　黄连

香砂六君汤(《中国医学大辞典》)

广木香　砂仁　半夏　陈皮　党参　白术　茯苓　甘草

香砂益胃汤(笔者自拟方)

生地　沙参　麦冬　玉竹　玄参　花粉　白芍　山药　石斛　广木香　砂仁(便秘加熟军)

独参汤(《十药神书》)

人参

独活寄生汤(《千金翼方》)

独活　桑寄生　秦艽　防风　细辛　当归　白芍　川芎　熟地　杜仲　牛膝　人参　茯苓　甘草　肉桂

柏子仁丸(《鸡峰普济方》)

柏子仁　牛膝　卷柏　泽兰叶　续断　熟地

拯阴理劳汤(《医宗必读》)

人参　麦冬　五味子　当归　白芍　生地　丹皮

苡仁　莲子　橘红　炙甘草

珍珠母丸(《普济本事方》)

珍珠母　当归　熟地　人参　枣仁　柏子仁　犀角　茯神　沉香　龙齿

复元活血汤(《医学发明》)

柴胡　蒌根　当归　红花　甘草　穿山甲　大黄　桃仁

指迷茯苓丸(《证治准绳》)

半夏　茯苓　枳壳　风化朴硝

神功内托散(《外科正宗》)

当归　白术　黄芪　人参　白芍　茯苓　陈皮　附子　木香　甘草　川芎　山甲　煨姜　大枣

除湿胃苓汤(《外科正宗》)

防风　苍术　白术　赤茯苓　陈皮　厚朴　猪苓　山栀　木通　泽泻　滑石　甘草　薄桂　灯芯

活络效灵丹(《医学衷中参西录》)

当归　丹参　乳香　没药

宣窍导痰法(《时病论》)

远志　石菖蒲　天竺黄　杏仁　瓜蒌仁　僵蚕　皂角炭

荆防败毒散(《摄生众妙方》)

羌活　独活　柴胡　前胡　枳壳　茯苓　荆芥　防风　桔梗　川芎　甘草　人参

十　画

桑杏汤(《温病条辨》)

桑叶　杏仁　沙参　象贝　香豉　栀皮　梨皮

桑菊饮(《温病条辨》)

桑叶　杭菊　杏仁　薄荷　连翘　苇茎　桔梗　甘草

栝蒌薤白白酒汤(《金匮要略》)

栝蒌实　薤白　白酒

栝蒌薤白半夏汤(《金匮要略》)

栝蒌实　薤白　半夏　白酒

桃红饮(《类证治裁》)

桃仁　红花　川芎　当归　威灵仙

桃红四物汤(《医宗金鉴》)

桃仁　红花　熟地　当归　赤芍　川芎

桃核承气汤(《伤寒论》)

桃仁　大黄　桂枝　甘草　芒硝

通窍活血汤(《医林改错》)

赤芍　川芎　桃仁　红花　老葱　生姜　大枣　麝香

通关散(《丹溪心法附余》)

皂角　细辛

凉血散火汤(《验方新编》)

生地　丹皮　赤芍　黄芩　防风　荆芥　归尾　蝉衣　柴胡　车前子　黄连　红花

凉膈散(《太平惠民和剂局方》)

大黄　朴硝　甘草　山栀仁　薄荷　黄芩　连翘　竹叶　蜜

消风散(《太平惠民和剂局方》)

羌活　防风　川芎　人参　茯苓　甘草　僵蚕　蝉蜕　藿香　荆芥穗　厚朴　陈皮

消瘰丸(《医学心悟》)

玄参　牡蛎　贝母

柴胡疏肝散(《景岳全书》)

柴胡　陈皮　芍药　枳壳　川芎　甘草　香附

柴胡细辛汤(笔者自拟方)

柴胡　细辛　红花　穿山甲　花粉　桃仁　白芷　三七　当归　川芎

益气养荣汤(《外科正宗》)

人参　茯苓　陈皮　贝母　香附　当归　川芎　黄芪　熟地　白芍　甘草　桔梗　白术

益黄散(《小儿药证直诀》)

陈皮　丁香　青皮　诃子　甘草

益母胜金丹(《医学心悟》)

熟地　当归　白芍　川芎　益母草　香附　茺蔚子　白术　丹参　牛膝

胶红饮(验方)

阿胶　红花　当归　冬瓜仁

秦艽鳖甲散(《卫生宝鉴》)

地骨皮　柴胡　秦艽　知母　当归　鳖甲

桂枝茯苓丸(《金匮要略》)

桂枝　茯苓　丹皮　桃仁　赤芍

真武汤(《伤寒论》)

茯苓　白芍　白术　附片　生姜

逍遥散(《太平惠民和剂局方》)

当归　白芍　白术　茯苓　柴胡　薄荷　甘草　生姜

海藻玉壶汤(《外科正宗》)

海藻　贝母　陈皮　昆布　青皮　川芎　当归　半夏　连翘　甘草　独活

涤痰汤(《济生方》)

半夏　胆南星　橘红　枳实　茯苓　人参　菖蒲　竹茹　甘草　姜　枣

资生清阳汤(武汉市中医医院验方)

桑叶　丹皮　竹柴胡　天麻　白芍　白蒺藜　钩藤　石斛　杭菊　薄荷　草决明　甘草　生地

十一画

清上蠲痛汤(《寿世保元》)

当归　川芎　白芷　羌活　防风　蔓荆子　菊花　麦冬　独活　干姜　甘草　黄芩　细辛

清心莲子饮(《太平惠民和剂局方》)

黄芩　麦冬　地骨皮　车前子　甘草　石莲肉　白茯苓　黄芪　人参

清气化痰丸(《医方考》)

陈皮　杏仁　枳实　黄芩　瓜蒌仁　茯苓　胆南星　半夏

清宫汤(《温病条辨》)

玄参心　莲子心　竹叶卷心　连心麦冬　连翘心　犀角尖

清营汤(《温病条辨》)

犀角　生地　玄参　竹叶心　银花　连翘　黄连
丹参　麦冬

清胃散(《兰室秘藏》)

当归　黄连　生地　丹皮　升麻

清脾饮《校注妇人良方》

青皮　厚朴　白术　草果　柴胡　茯苓　黄芩　半夏　甘草　生姜

清离定巽法(《时病论》)

连翘　竹叶　生地　玄参　菊花　桑叶　钩藤　木瓜

清燥救肺汤(《医门法律》)

桑叶　胡麻仁　生石膏　阿胶　杏仁　麦冬　枇杷叶　人参　甘草

清瘟败毒饮(《疫疹一得》)

生石膏　生地　犀角　川连　栀子　桔梗　黄芩　知母　赤芍　玄参　连翘　丹皮　竹叶　甘草

银翘散(《温病条辨》)

银花　连翘　桔梗　荆芥　薄荷　牛蒡子　芦根　竹叶　甘草　淡豆豉

萆薢分清饮(《丹溪心法》)

川萆薢　乌药　益智仁　石菖蒲

理中化痰丸(《明医杂著》)

干姜　甘草　人参　白术　姜半夏　茯苓

理冲丸(《医学衷中参西录》)

水蛭　黄芪　三棱　莪术　当归　知母　桃仁

理冲汤(《医学衷中参西录》)

黄芪　党参　白术　山药　花粉　知母　三棱　莪术　鸡内金

控涎丹（《三因极一病证方论》）

甘遂　大戟　白芥子

麻杏石甘汤（《伤寒论》）

麻黄　杏仁　石膏　甘草

救急十滴水（《北京市中药成方选集》）

生姜　辣椒　丁香　大黄　樟脑　薄荷

羚角钩藤汤（《通俗伤寒论》）

羚羊角　桑叶　川贝　生地　钩藤　菊花　白芍　甘草　竹茹　茯神

菊花茶调散（《银海精微》）

菊花　僵蚕　川芎　荆芥　防风　细辛　薄荷　白芷　炙甘草　羌活　蝉蜕

黄连解毒汤（《外台秘要》）

黄芩　黄连　黄柏　栀子

十 二 画

越婢加术汤（《金匮要略》）

麻黄　石膏　生姜　甘草　大枣　白术

越鞠丸（《丹溪心法》）

苍术　香附　川芎　神曲　栀子

痛泻要方（刘草窗方）

白术　白芍　陈皮　防风

犀角地黄汤（《备急千金要方》）

犀角　生地　白芍　丹皮

普济消毒饮(《东垣试效方》)

黄芩　黄连　陈皮　甘草　玄参　连翘　板蓝根　马勃　牛蒡子　薄荷　僵蚕　升麻　柴胡　桔梗

疏风活血散(《类证治裁》)

当归　川芎　灵仙　白芷　防己　黄柏　南星　苍术　羌活　桂枝　红花　姜

温胆汤(《备急千金要方》)

竹茹　枳实　法夏　陈皮　茯苓　甘草　生姜　大枣

葶苈大枣泻肺汤(《伤寒论》)

葶苈　大枣

葱豉汤(《肘后备急方》)

葱白　豆豉

葛根芩连汤(《伤寒论》)

葛根　黄芩　黄连　甘草

十三画以上

锡类散(《金匮翼》)

象牙屑　青黛　壁钱炭　人指甲　冰片　珍珠　牛黄

槐花散(《普济本事方》)

槐花　柏叶　荆芥穗　枳壳

槐角丸(《太平惠民和剂局方》)

槐角　防风　地榆　当归　枳壳　黄芩

膈下逐瘀汤(《医林改错》)

五灵脂　当归　川芎　桃仁　丹皮　赤芍　乌药

延胡索　甘草　香附　红花　枳壳

镇肝熄风汤(《医学衷中参西录》)

生龙骨　生牡蛎　龟板　代赭石　牛膝　茵陈　玄参　天冬　生麦芽　甘草　川楝子　白芍

镇阴煎(《景岳全书》)

熟地　牛膝　炙草　泽泻　肉桂　附片

橘皮竹茹汤(《金匮要略》)

橘皮　竹茹　大枣　生姜　甘草　人参

黛蛤散(即青蛤丸)(《卫生鸿宝》)

青黛　蛤粉

鳖甲煎丸(《金匮要略》)

鳖甲　乌扇　黄芩　柴胡　鼠妇　干姜　大黄　白芍　桂枝　葶苈　石韦　厚朴　丹皮　瞿麦　紫葳　半夏　人参　䗪虫　阿胶　蜂窠　赤硝　蜣螂　桃仁

癫狂梦醒汤(《医林改错》)

桃仁　柴胡　香附　木通　赤芍　半夏　腹皮　青皮　陈皮　桑皮　苏子　甘草

蠲痹汤(《杨氏家藏方》)

羌活　姜黄　当归　黄芪　白芍　防风　甘草

12检